LA SCIENCE DU JEÛNE POUR LES NULS

COMPRENDRE COMMENT LE JEÛNE AMÉLIORE LA SANTÉ ET PROLONGE LA VIE

Pamphile Tawema

LA SCIENCE DU JEÛNE POUR LES NULS

Sommaire

« Dédié à Jade,

mon adorable petite

curieuse qui n'a ménagé

aucun effort pour

m'empêcher de finir ce

document ».

Avant-propos

J'ai commencé à m'intéresser à la problématique du vieillissement lorsque j'ai collaboré en tant qu'étudiant en biologie moléculaire à un projet de recherche sur le vieillissement du muscle. Il s'agissait de ma première véritable expérience en laboratoire de recherche et mon travail consistait à détecter les **gènes** impliqués dans la **sarcopénie** chez les souris. Depuis, bien que n'ayant pas poursuivi mon cheminement universitaire et ensuite professionnel dans ce domaine, je suis demeuré passionné par ce sujet et à l'affût des plus récentes découvertes dans le domaine du vieillissement.

J'ai découvert au fil de mes lectures, les travaux de différents chercheurs portant sur le jeûne et ses effets sur la santé et la longévité. Il faut reconnaître qu'au début, comme bien d'autres, j'étais plutôt sceptique. Le jeûne n'était pas vraiment pris au sérieux par les communautés scientifique et médicale et beaucoup considéraient même qu'il s'agissait d'une pratique dangereuse, surtout pour les personnes malades. J'ai été témoin de l'évolution de la recherche et de l'accroissement fulgurant de la crédibilité de ces scientifiques qui ont réussi au fil des ans et grâce à des découvertes aussi stupéfiantes les unes que les autres, à faire entrer le jeûne, cette pratique millénaire, dans le domaine de la science et de la médecine.

Désormais fervent adepte du jeûne, j'ai décidé d'écrire ce petit ouvrage comme une forme de mea-culpa et une façon toute personnelle de rendre justice à ces pionniers de la « thérapie du jeûne ». Il

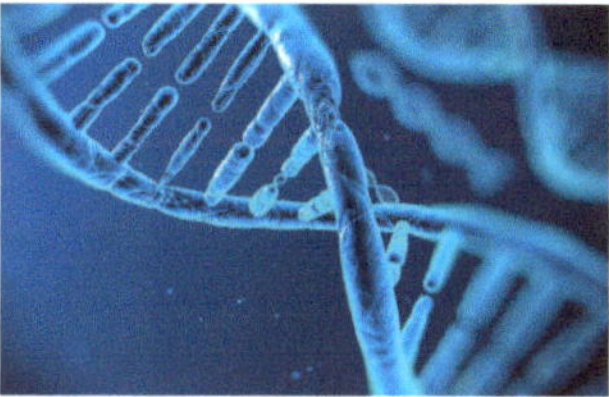

Gène

portion d'ADN qui contient l'information nécessaire pour la fabrication d'une ou de plusieurs protéines et qui détermine la manifestation d'une caractéristique individuelle donnée (comme la forme de notre nez). Cette information peut être transmise des parents aux descendants.

Sarcopénie

perte de la masse et des fonctions musculaires au cours du vieillissement.

s'agit également d'un effort de vulgarisation de résultats et conclusions d'articles scientifiques que j'ai entrepris après avoir remarqué à quel point il était difficile de convaincre les gens autour de moi des bienfaits du jeûne et d'expliquer les fondements scientifiques de ses effets sur la santé et le vieillissement.

J'espère avoir réussi à présenter les différents concepts de manière à ce qu'ils soient accessibles au plus large public possible et à susciter, ne fût-ce qu'un tout petit peu, votre intérêt pour ce sujet.

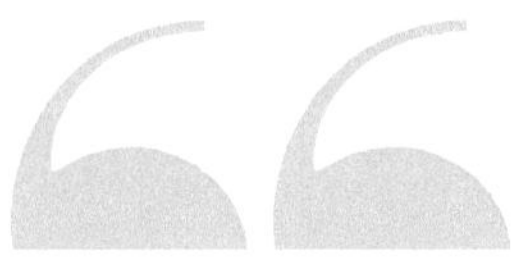

DÉSORMAIS FERVENT
ADEPTE DU JEÛNE, J'AI
DÉCIDÉ D'ÉCRIRE CE PETIT
OUVRAGE COMME UNE
FORME DE MEA-CULPA
ET UNE FAÇON TOUTE
PERSONNELLE DE RENDRE
JUSTICE À CES PIONNIERS DE
LA « THÉRAPIE DU JEÛNE ».

Introduction

Au moment d'écrire ces lignes, le monde fait face à la pandémie de **COVID-19**, une maladie infectieuse semblable à la grippe, apparue en Chine fin 2019, avant de se propager partout sur la planète. Même si aucun traitement curatif n'est encore disponible, il existe un consensus dans la communauté médicale sur le fait que la COVID-19 peut être mortelle si le **système immunitaire** de la personne contaminée est déjà compromis. Adopter des habitudes de vie qui renforcent le système immunitaire ainsi que les processus qui régulent l'immunité dans nos **cellules** pourrait donc constituer un outil stratégique pour combattre la maladie.

On apprenait récemment dans les médias que le premier minis-tre du Royaume-Uni Boris Johnson avait décidé d'essayer un nou-veau régime de jeûne pour tenter de perdre du poids. Le dirigeant britannique avait dû être admis d'urgence aux soins intensifs au mois d'avril 2020 après avoir contracté la COVID-19. Il a déclaré que selon lui, son surpoids était l'une des principales raisons pour lesquelles il a eu autant de mal à combattre le virus à l'époque. Il ne croyait pas si bien dire, puisque l'obésité est l'un des **facteurs de comorbidité** de la COVID-19 reconnus scientifiquement. Perdre du poids constituerait donc également un moyen simple et efficace de réduire son risque de développer une forme grave de la maladie.

En adoptant un mode de vie qui comprend des périodes de jeûne, il serait ainsi possible de faire d'une pierre deux coups : renforcer son système immunitaire et perdre du poids (notamment les kilos

COVID-19
acronyme anglais de « Coronavirus disease 2019 » (maladie à coronavirus 2019). Maladie infectieuse causée par la souche de coronavirus SARS-CoV-2 dont les symptômes les plus fréquents sont la fièvre, la toux, la fatigue et des difficultés à respirer pouvant entraîner la mort dans les formes les plus graves.

Cellule
la plus petite pièce qui constitue notre corps et celui de tout être vivant. Certains microbes sont formés d'une seule cellule, tandis que le corps humain comprend environ dix mille milliards de cellules.

Facteur de comorbidité
problème de santé ou habitude de vie comme l'obésité, le diabète, l'hypertension artérielle ou encore le tabagisme, qui n'est pas lié à la maladie pour laquelle une personne reçoit des soins, mais qui a des conséquences sur les chances de survie du malade.

accumulés pendant les différents confinements qui ont eu lieu à travers le monde à cause de la pandémie de COVID-19) pour mieux se protéger contre la maladie.

Le jeûne est la privation volontaire d'aliments ou boissons pour des raisons thérapeutiques, spirituelles ou politiques. On suppose en général qu'une personne est à jeun quand 8 à 12 heures se sont écoulées depuis son dernier repas. De nombreux groupes religieux intègrent des périodes de jeûne à leurs rituels. Les musulmans jeûnent de l'aube au crépuscule pendant le mois de ramadan, tandis que les chrétiens, juifs, bouddhistes et hindous jeûnent traditionnellement certains jours de la semaine ou de l'année.

Le jeûne est pratiqué depuis des millénaires. À l'époque préhistorique, nos ancêtres mangeaient quand il y avait de la nourriture et jeûnaient essentiellement quand il n'y en avait pas. Nos organes ont ainsi évolué pour parvenir à fonctionner pendant des périodes de diètes intermittentes. Les individus qui n'étaient pas capables de fonctionner lorsque la nourriture était rare ont été éliminés par le processus de sélection naturelle et leurs gènes ne nous ont pas été transmis. Le jeûne est donc un processus inscrit dans nos cellules que nous pouvons activer au besoin.

Il est important de distinguer le jeûne de la **restriction calorique** qui consiste à restreindre les **apports caloriques** habituellement ingérés, tout en maintenant la fréquence des repas et sans atteindre le stade de la malnutrition. Il existe également une distinction très importante entre jeûner et s'affamer. Être affamé (« starving » ou « starvation » en anglais) fait référence à une absence totale de nutrition pendant une période prolongée. Cette forme extrême de jeûne, qui n'est souvent pas pratiquée par choix, peut causer des dommages permanents aux organes et éventuellement la mort.

Même si je jeûne est une pratique très ancienne, ce n'est que récemment que des études scientifiques ont mis en lumière ses effets bénéfiques sur la santé et le vieillissement. Les scientifiques savent maintenant que le jeûne entraîne la **cétogenèse** (figure 1), favorise d'importants changements au niveau des **voies métaboliques** et des processus cellulaires tels que la résistance au **stress cellulaire**, la **lipolyse** et l'**autophagie**, et peut dans certains cas être aussi efficace que des médicaments approuvés pour l'atténuation des **crises d'épilepsie** (ainsi que des **lésions** cérébrales qui y sont associées) et l'amélioration de la **polyarthrite rhumatoïde**. Les résultats d'études rigoureuses sur des animaux de laboratoire et celles de récentes études sur des humains indiquent que différentes formes de jeûne peuvent constituer des stratégies efficaces pour réduire le poids, retarder le vieillissement et optimiser la santé.

Les différents types de jeûnes

Les différents types de jeûne se distinguent principalement en termes de ce que vous pouvez ou ne pouvez pas manger et quand vous pouvez ou ne pouvez pas manger. Chaque type de jeûne comporte ses avantages et risques qui doivent être soigneusement pris en considération en fonction de l'état de santé et des objectifs du jeûneur.

Les régimes de jeûne les plus souvent utilisés dans les différentes études sur le sujet sont les régimes de **jeûne intermittent** (où la période de restriction dure généralement 24 h avec un ou quelques jours d'intervalle) et les régimes de **jeûne périodique** (où les périodes de restriction durent 2 jours ou plus et sont espacées d'au moins 1 semaine). Chez l'homme, les trois régimes de jeûne les plus étudiés sont **le jeûne en jour alterné** (jeûner un jour sur deux), le **jeûne intermittent 5:2** (jeûner 2 jours par semaine), et **l'alimentation en temps restreint** (manger uniquement pendant une fenêtre de temps restreinte chaque jour).

Les différents types de jeûne se distinguent par les changements qu'ils provoquent au niveau des cellules. Le jeûne intermittent provoque ainsi des changements plus fréquents, mais moins prononcés que ceux induits par le jeûne périodique. Le lien entre la fré-

Voies métaboliques
ensemble de réactions chimiques se produisant de manière séquentielle au sein des cellules, où chaque réaction constitue une étape d'un processus de synthèse ou de dégradation d'une molécule biologique finale.

Stress cellulaire
modification prononcée et prolongée des paramètres normaux de l'environnement d'une cellule (ex. : choc thermique, stress chimique, stress mécanique, stress oxydatif, etc.).

Lipolyse
processus par lequel les graisses du corps sont décomposées en éléments plus petits pour produire de l'énergie dans certaines situations (ex. : jeûne et exercice physique).

Autophagie
mécanisme naturel d'élimination par dégradation ou recyclage des composants cellulaires inutiles ou dysfonctionnels.

Crise d'épilepsie
maladie qui se caractérise par une perturbation de l'activité des cellules du cerveau, provoquant des **convulsions** (contractions involontaires des muscles du corps).

Lésion
plaie, blessure ou autre dommage subi par un organe du corps.

$\longrightarrow$

quence de changements spécifiques comme l'abaissement du taux de **glucose** et la protection contre les maladies ainsi que l'augmentation de la durée de vie n'est cependant pas encore bien compris. Le jeûne en jour alterné est la méthode de jeûne intermittent la plus utilisée dans les études sur le vieillissement effectuées sur des animaux. Les effets de ce type de jeûne sur la longévité de rongeurs (souris ou rats) étudiés en laboratoire dépendent de l'espèce et de l'âge au début du régime et peuvent en fonction de ces critères, être négatifs (ex. : réduction de la durée de vie) ou positifs (ex. : augmentation de la durée de vie). Le jeûne tous les 2 jours favorise davantage l'extension de la durée de vie des rats que le jeûne tous les 3 ou 4 jours, tandis que le jeûne de 24 heures deux fois par semaine tout au long de la vie adulte entraîne une augmentation significative de leur durée de vie. Toujours chez le rat, la combinaison d'un jeûne en jour alterné et de l'entraînement sur tapis roulant favorise un meilleur maintien de la masse musculaire que le jeûne ou l'entraînement seul. Lorsque l'on soumet les rats à un régime de jeûne périodique où ils jeûnent 3 jours consécutifs chaque semaine pendant 10 semaines, ils sont moins sujets à l'**hypoglycémie** après 2 heures d'exercice physique intense.

Des études sur le jeûne en temps restreint ont également révélé que le choix du moment où nous consommons nos repas au cours de la journée est également un facteur important pour la santé. Par exemple, une étude sur des rongeurs menée en 2009 a montré que les souris qui reçoivent des repas riches en calories pendant le jour (les souris sont des animaux nocturnes qui en temps normal sont actifs la nuit et dorment quand il fait jour) prenaient beaucoup plus de poids que les souris nourries de la même façon pendant la nuit. Dans d'autres études, il a été observé chez des souris obèses nourries uniquement pendant une fenêtre de 9 heures la nuit (le moment où les souris sont normalement en éveil et actives), une perte de poids, une baisse de la glycémie et une meilleure tolérance au glucose. Ce résultat laissait suggérer qu'il serait possible de soulager le diabète en s'alimentant dans un intervalle de temps restreint. Dans une récente petite étude chez l'humain, une baisse de la pression artérielle et un meilleur contrôle de la glycémie ont été observés chez des hommes diabétiques en surpoids invités à se nourrir uniquement dans une fenêtre de six heures au cours de la journée et avant 15 h au plus tard. Même si ces résultats restent à confirmer, il semblerait que restreindre l'alimentation dans une fenêtre de temps de moins de 12 heures pendant la période de la journée où nous sommes habituellement en éveil peut avoir des avantages pour la santé, peu importe la quantité de calories consommée. Cet effet s'expliquerait par le fait que notre corps est plus apte à transformer les aliments pendant le jour. La nuit, la plupart des processus du corps sont au repos et cette période est réservée pour les tâches de réparation et de nettoyage indispensables au bon fonctionnement de l'organisme.

Tous ces résultats montrent que, bien que les différents types de jeûne semblent avoir des effets bénéfiques sur la durée de vie et la maladie, il est nécessaire de mieux déterminer le type de jeûne pouvant maximiser ces effets bénéfiques et de mieux comprendre les mécanismes responsables des effets néfastes observés dans certaines études.

Réponses d'adaptation du corps pendant le jeûne

Chez la plupart des mammifères, le foie sert de principal réservoir de glucose, qui est stocké sous forme de **glycogène**. Chez l'homme, en fonction du niveau d'activité physique, 12 à 24 heures de jeûne entraînent généralement une diminution de 20 % ou plus du taux de glucose dans le sang et un épuisement des réserves de glycogène **hépatique**. Ces réactions s'accompagnent d'un basculement du **métabolisme** vers un mode de fonctionnement où le glucose non hépatique (qui ne provient pas du foie), les **corps cétoniques** dérivés des graisses (**lipides**) et les **acides gras libres** sont utilisés comme sources d'énergie (figure 1). Si la plupart des tissus peuvent utiliser les acides gras comme source d'énergie, pendant les périodes de jeûne prolongé, le cerveau s'appuie plutôt

Glucose
sucre simple qui représente le plus petit maillon de la famille des glucides. C'est la principale source d'énergie ou carburant par excellence de l'organisme.

Hypoglycémie
On parle d'hypoglycémie lorsque le taux de sucre (glucose) dans le sang **(glycémie)** est anormalement bas.

Glycogène
chaîne de molécules de glucose liées les unes aux autres.

Hépatique
du foie (relatif au foie).

Métabolisme
ensemble des réactions chimiques qui se déroulent à l'intérieur d'un être vivant pour lui permettre de se maintenir en vie.

Corps cétoniques
substances produites dans le foie à partir de la dégradation des graisses (par le processus de cétogenèse) lorsque l'organisme ne dispose plus de réserves suffisantes de glucose. C'est donc en quelque sorte un carburant alternatif du corps en l'absence du glucose.

Lipides
molécules constituées principalement d'acides gras qui forment la matière grasse des êtres vivants.

Acides gras

petites molécules qui sont les principales constituantes des lipides.

Acides gras libres

acides gras qui ne sont pas liés à d'autres molécules.

Glycérol

l'un des sous-produits de la dégradation des lipides par lipolyse.

Acides aminés

petites molécules qui composent les protéines par leur assemblage les unes aux autres.

sur les corps cétoniques en plus du glucose pour ses besoins en énergie. Après l'épuisement des réserves de glucose hépatique, les corps cétoniques, le **glycérol** dérivé des graisses et les **acides aminés** sont utilisés pour synthétiser par le processus de **gluconéogenèse** (figure 1) du glucose qui est principalement utilisé par le cerveau. En fonction du poids et de la composition corporelle, les corps cétoniques, les acides gras libres et la gluconéogenèse permettent à la majorité des êtres humains de survivre 30 jours ou plus en l'absence de nourriture et permettent même à certaines espèces, comme les manchots royaux, de survivre pendant plus de 5 mois sans nourriture.

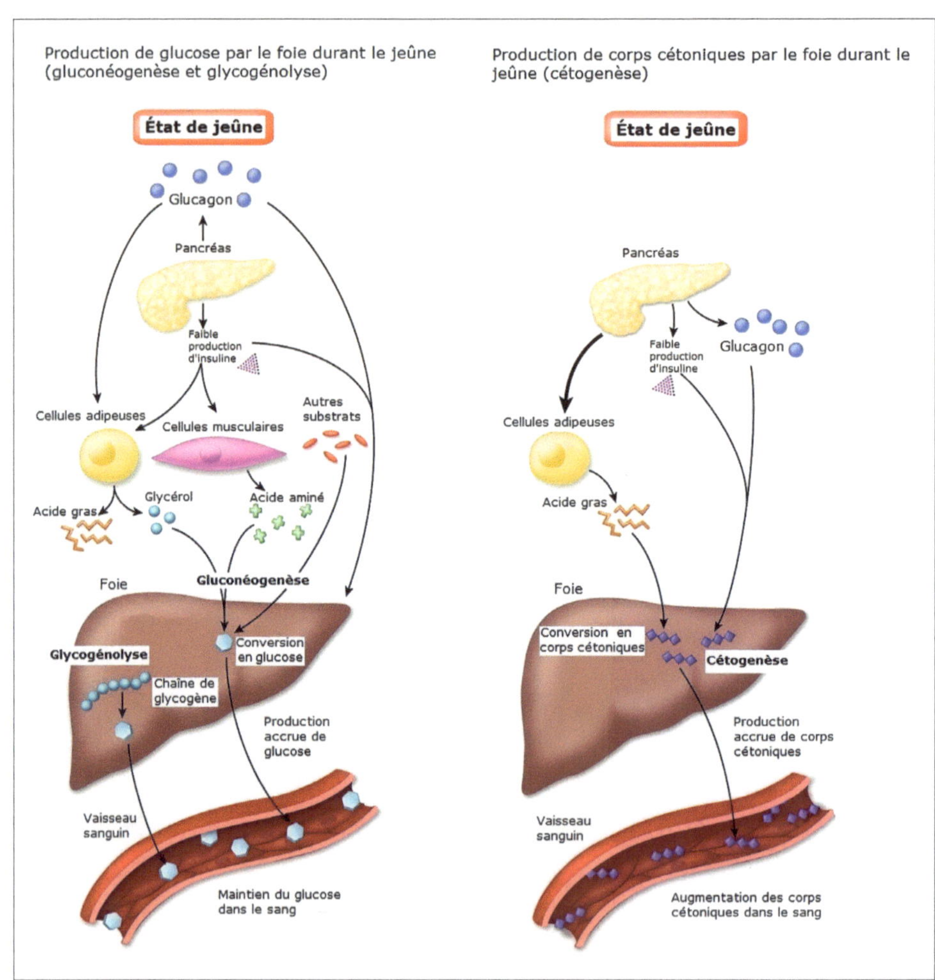

Figure 1. Production de glucose et de corps cétoniques par le foie durant le jeûne. Le foie joue le rôle de réservoir de glucose (le carburant par excellence de l'organisme) du corps et aide à maintenir

stables les niveaux de sucre (glucose) et des autres carburants du corps dans le sang. Le foie stocke et fabrique du glucose en fonction des besoins du corps. Le besoin de stocker ou de libérer du glucose est signalé principalement par l'intermédiaire des hormones insuline et glucagon. Pendant les repas, le foie stocke le glucose provenant de la nourriture sous forme de glycogène pour constituer une réserve en cas d'éventuels besoins ultérieurs. La forte sécrétion d'insuline et l'absence de production de glucagon pendant les repas favorisent ce stockage du glucose sous forme de glycogène. Lorsque nous ne mangeons pas, en particulier pendant la nuit ou entre les repas, le corps doit fabriquer son propre glucose. Le foie met le glucose stocké à disposition du corps en transformant le glycogène en glucose via un processus appelé glycogénolyse. Le foie peut également utiliser les acides aminés, les sous-produits des graisses du corps et certains déchets de l'organisme pour fabriquer le glucose nécessaire par un processus appelé gluconéogenèse. Lorsque les réserves de glycogène du corps sont faibles, celui-ci déclenche des mécanismes pour faire en sorte que les maigres réserves de glucose disponibles soient utilisées uniquement par les organes qui en ont absolument besoin pour leur fonctionnement, à savoir, le cerveau, les globules rouges et certaines parties du rein. Pour compenser les quantités limitées de glucose disponibles, le foie fabrique des carburants alternatifs appelés corps cétoniques à partir de graisses. Ce processus s'appelle la cétogenèse. Le signal hormonal qui déclenche la cétogenèse est un faible taux d'insuline. Les corps cétoniques sont ainsi utilisés comme carburant par les muscles et les autres organes du corps qui n'ont plus accès aux réserves de glucose.

Adapté de «The Liver & Blood Sugar». Diabetes Education Online. Diabetes Teaching Center at the University of California, San Francisco. https://dtc.ucsf.edu/types-of-diabetes/type1/understanding-type-1-diabetes/how-the-body-processes-sugar/the-liver-blood-sugar/

Les corps cétoniques, dont les taux sont très élevés les jours où l'apport calorique est significativement réduit, ne sont pas uniquement du carburant consommé pendant les périodes de jeûne; ils constituent également de puissantes molécules de signalisation (voir «voie de signalisation») ayant des effets majeurs sur les **fonctions** des cellules et organes. Les corps cétoniques régulent l'**expression** et l'activité de nombreuses **protéines** et molécules

Gluconéogenèse

processus de synthèse du glucose à partir de composés non glucidiques (qui ne contiennent pas de glucose).

Fonctions

processus au niveau des cellules ou organes qui sont nécessaires au bon fonctionnement de l'organisme.

Expression (expression d'un gène en protéine)

fabrication par la cellule d'une protéine donnée à partir de l'information génétique contenue dans un gène de l'ADN.

Protéines

grosses molécules constituées de plus petites molécules appelées acides aminés, qui sont fabriquées à partir de l'information génétique contenue dans les gènes. Les protéines sont responsables de plusieurs fonctions essentielles à la vie des cellules et de l'organisme tout entier.

Voies de signalisation cellulaires

système de communication au sein des cellules impliquant différentes molécules qui travaillent ensemble pour contrôler une fonction cellulaire (ex. : division cellulaire). Une cellule reçoit des signaux de son environnement lorsqu'une molécule (ex. : hormone) se lie à un récepteur spécifique sur la surface extérieure ou $\longrightarrow$

intérieure de la cellule. Une fois que la première molécule de la voie reçoit le signal, elle active une autre molécule. Ce processus est répété tout au long de la voie de signalisation jusqu'à ce que la dernière molécule soit activée et que la fonction cellulaire soit exécutée.

Physiologique

relatif à la physiologie (l'étude du fonctionnement des êtres vivants). L'état physiologique, par exemple, fait référence à l'état du corps ou des fonctions corporelles.

Insuline

hormone sécrétée dans le pancréas qui régule le métabolisme des glucides, des lipides et des protéines. Elle favorise l'absorption du glucose présent dans le sang par les tissus dits «insulino-sensibles» (sensibles à l'insuline), notamment le tissu adipeux, le tissu hépatique et le tissu musculaire squelettique.

Variabilité de la fréquence cardiaque

variation du temps qui s'écoule entre deux battements de cœur consécutifs. L'augmentation de la variabilité de la fréquence cardiaque est un signe de bonne santé tandis que sa diminution est associée au stress ou à la fatigue.

qui ont des effets démontrés sur la santé et le vieillissement. En agissant sur ces importantes **voies de signalisation cellulaires**, les corps cétoniques produits pendant la période de jeûne influent profondément sur le métabolisme.

Plusieurs réactions **physiologiques** en situation de jeûne sont similaires à celles provoquées par la pratique régulière d'exercice physique, notamment une plus grande sensibilité à l'**insuline**, une meilleure résistance au stress cellulaire, une réduction de la pression artérielle et de la fréquence cardiaque au repos et une augmentation de la **variabilité de la fréquence cardiaque** (figure 4-5). De récentes découvertes suggèrent d'ailleurs que l'exercice physique et le jeûne intermittent retardent le vieillissement et certaines maladies liées à l'âge par des mécanismes communs qui favorisent entre autres une meilleure adaptation au stress cellulaire.

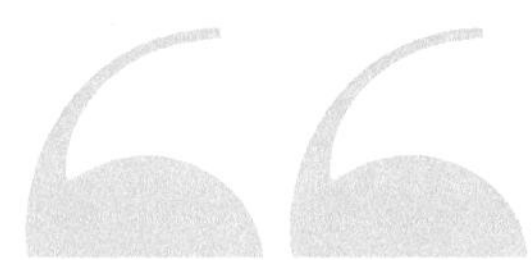

Il est nécessaire de mieux déterminer le type de jeûne pouvant maximiser ces effets bénéfiques et de mieux comprendre les mécanismes responsables des effets néfastes observés dans certaines études.

Jeûne et Vieillissement

Mécanismes clés du vieillissement dans le contexte du jeûne

Les animaux ont des durées de vie très inégales allant de quelques jours (ex. : l'éphémère est un insecte dont la durée de vie moyenne est de 1 jour seulement) à plusieurs décennies (ex. : la baleine boréale peut vivre jusqu'à 200 ans). Avant de mourir, la plupart des animaux subissent une détérioration plus ou moins rapide de leurs fonctions que l'on appelle vieillissement. Même si la détérioration des fonctions est rarement cause directe de mortalité, il est clair que ce phénomène est de nature à précipiter la mort, en rendant l'organisme moins résistant aux agressions du milieu où il vit, comme les infections bactériennes, les attaques de prédateurs, etc. Chez les oiseaux et les mammifères, il existe une assez bonne corrélation entre la taille de l'organisme adulte et la durée maximale de sa vie : plus il est grand, plus il tend à vivre vieux. Par exemple, l'homme vit en moyenne cinq fois plus longtemps qu'un chat et trente fois plus longtemps qu'un rat ou une souris.

Les biologistes ont compris depuis longtemps que la durée de vie est un trait **héréditaire** et qu'elle a donc des fondements génétiques, puisque chaque espèce animale a une durée de vie qui lui est propre et ne peut pas être augmentée au-delà d'une certaine limite.

Chaque animal vieillit au rythme que ses gènes lui imposent et cette constatation est valable pour l'espèce humaine. Plusieurs

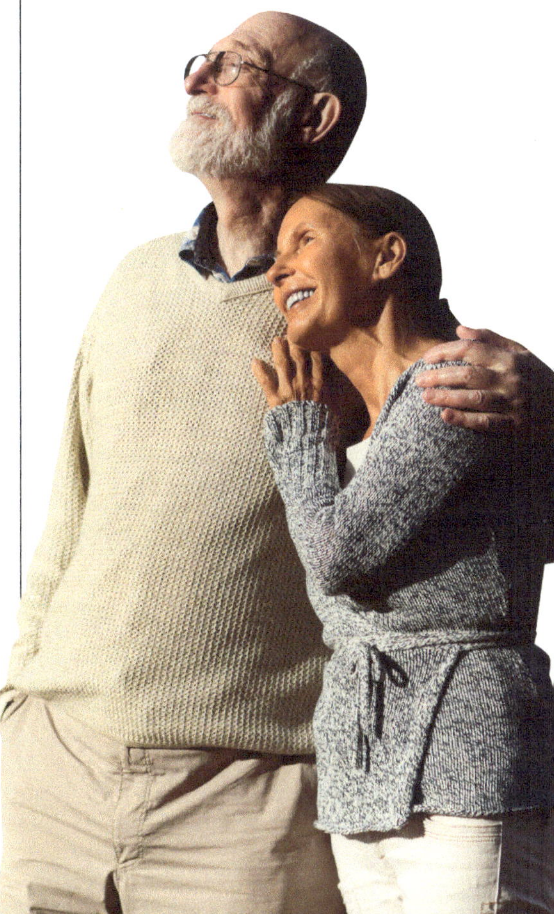

maladies héréditaires qui entraînent un vieillissement accéléré et une mort prématurée ont été étudiées au fil des ans. Deux de ces maladies, le syndrome de Hutchinson-Gilford et le syndrome de Werner, sont dues à des **mutations** dans deux gènes distincts qui induisent un vieillissement précoce se manifestant entre autres par un blanchissement des cheveux, un flétrissement de la peau et l'**athérosclérose**. Chez les patients atteints du syndrome de Hutchinson-Gilford, la mort survient en moyenne vers l'âge de 12 ans. Le syndrome de Werner est quant à lui moins sévère : les personnes atteintes meurent généralement dans leur quatrième décennie.

Selon différentes théories, le vieillissement des organismes vivants pourrait être causé par :

1 Une altération progressive du message génétique véhiculé par les chromosomes des **cellules somatiques**. Quand les mutations s'accumulent et atteignent une certaine limite, les cellules deviennent incapables de survivre parce que leurs protéines ne sont plus fonctionnelles.

2 Une détérioration générale des composants cellulaires, sans impliquer particulièrement les gènes. Les dommages seraient ici surtout causés par les radicaux libres : des molécules instables qui sont produites en permanence par l'organisme à partir d'oxygène dans la cellule, notamment au niveau de la **mitochondrie** (un **organite** cellulaire), et qui n'ont de cesse que de « récupérer » l'élément manquant auprès d'une autre molécule, faisant d'elle à son tour un radical libre. Lorsque ce phénomène prend trop d'ampleur, on parle de stress oxydatif. Les lésions oxydatives s'accumulent avec le temps. Une fois que les dégâts ont atteint un certain seuil, les cellules cessent d'être viables.

3 L'horloge interne qui limiterait le nombre de divisions qu'une cellule est capable d'accomplir. Cette horloge mitotique se met en marche quand l'ADN présent dans les chromosomes commence à se répliquer. La molécule d'ADN se raccourcit parce qu'elle ne peut pas être copiée jusqu'à ses extrémités (appelées

télomères) par les enzymes qui exécutent le processus de réplication (la machinerie de réplication est incapable de répliquer les
extrémités linéaires des chromosomes). Il en résulte une perte progressive de matériel génétique (ADN) qui finit par nuire au fonctionnement de la cellule et entraîne la sénescence (figure 2-3).

L'une des premières importantes découvertes dans le domaine de
la recherche sur le vieillissement remonte à l'année 1939, lorsqu'il
a été observé que la restriction de l'apport calorique augmentait la
durée de vie chez les souris et les rats. Ce phénomène a depuis été
observé chez différentes autres espèces, notamment chez les pri-
mates. Dans ces études, la restriction alimentaire permettait non
seulement d'augmenter la durée de vie, mais aussi d'éliminer le
développement de maladies liées à l'âge. Ces observations ont permis de conclure que le prolongement de la durée de vie était associé
à un ralentissement du vieillissement et à une augmentation de la
durée de vie sans maladie.

Des études sur des mouches **drosophiles** ont montré que les mouches à reproduction tardive vivaient presque deux fois plus longtemps
que les mouches à reproduction précoce, et que ces différences étaient héréditaires, ce qui laissait suggérer que les gènes déterminent la
durée de vie. Une étude historique sur le ver **nématode *Caenorhabditis elegans*** (ou *C. elegans*) a montré qu'un seul gène, appelé « age-
1 », peut déterminer la durée de vie de cet organisme. La durée de vie
des vers portant une mutation du gène « age-1 » (erreur volontaire-
ment introduite pour désactiver le gène) a augmenté de 40 à 60 %
en moyenne. Ce fut une surprise pour beaucoup, car les chercheurs
supposaient que des centaines, voire des milliers de gènes seraient
impliqués dans le processus du vieillissement et que les effets d'un
seul gène seraient très faibles et même indétectables.

Les différents travaux de recherche sur le sujet ont révélé qu'un
réseau complexe de voies de signalisation et mécanismes en inter-
action au sein des cellules était impliqué dans le processus du
vieillissement. Voici quelques-uns des processus clés qui ont été
mis en lumière dans le cadre de ces différentes études.

Drosophile
mouche connue pour avoir
été souvent utilisée dans les
études génétiques.

Nématode
petit ver rond quasi
microscopique.

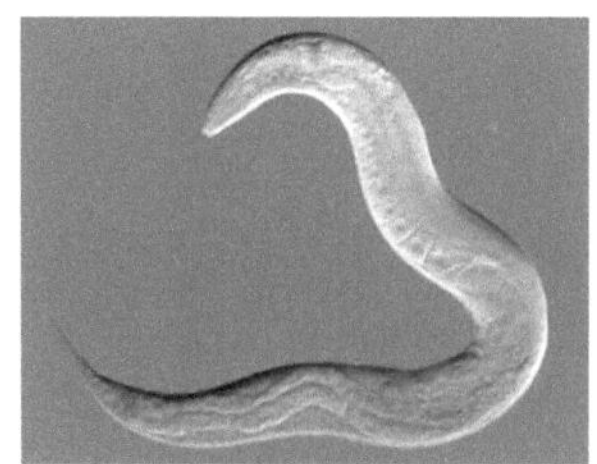

Caenorhabditis elegans
nématode transparent très
utilisé dans la recherche
en sciences de la vie pour
comprendre différents
phénomènes biologiques.

Facteur de croissance semblable à l'insuline (IGF-1)

de l'anglais « **I**nsulin-like **G**rowth **F**actor **I** ». Hormone dont la structure et la fonction sont proches de celle de l'insuline qui joue un rôle important dans le développement du fœtus, la croissance pendant l'enfance et l'adolescence et l'homéostasie des tissus adultes.

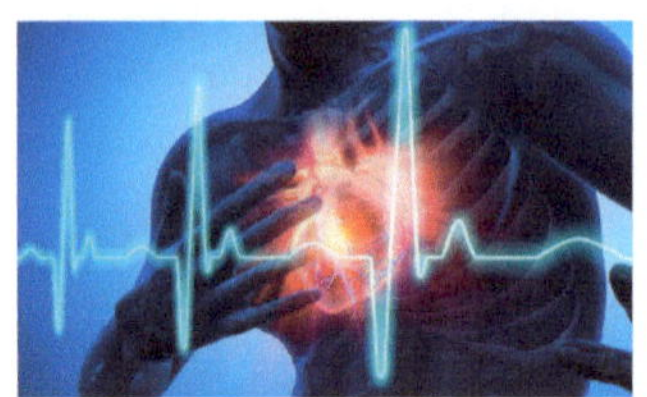

Maladies cardiovasculaires

ensemble des maladies touchant le cœur et les vaisseaux sanguins.

Conservé au cours de l'évolution

trait ou caractéristique qui est demeuré essentiellement inchangé tout au long de l'évolution des espèces (que l'on retrouve chez plusieurs espèces).

Inhiber

empêcher ou freiner un processus physiologique (une fonction, une réponse, une réaction, etc.).

Voie de signalisation de l'insuline et du facteur de croissance semblable à l'insuline

L'une des principales voies cellulaires impliquées dans le vieillissement est la voie de signalisation de l'insuline et du facteur de croissance semblable à l'insuline (**IGF-1**) qui est impliquée dans de nombreuses fonctions de régulation du métabolisme, de la croissance (prolifération cellulaire permettant le renouvellement des tissus) et de la fertilité chez divers animaux, notamment les mouches, les nématodes et les mammifères. De nombreux résultats d'études suggèrent également que cette voie joue un rôle essentiel dans l'apparition de plusieurs maladies liées à l'âge, notamment le cancer, la démence et les **maladies cardiovasculaires**. L'activité de cette voie de signalisation diminue avec l'âge et est presque indétectable chez les personnes de plus de 60 ans, ce qui avait conduit à la théorie selon laquelle l'augmentation de l'activité de la voie insuline/IGF1 peut retarder le vieillissement. Cependant, des études sur la signalisation insuline/IGF1 chez les nématodes et de nombreuses autres espèces ont révélé qu'au contraire, une diminution de la signalisation insuline/IGF1 retarde le vieillissement et augmente la durée de vie.

La voie de signalisation insuline/IGF1 est une voie **conservée au cours de l'évolution**, que l'on retrouve chez des espèces allant du ver nématode *C. elegans* aux humains modernes. Les mutations qui entraînent une diminution de l'activité de cette voie peuvent doubler la durée de vie chez *C. elegans*, même si les mécanismes de cette longévité ne sont pas bien compris. Cette augmentation de la durée de vie est également observée chez d'autres espèces, notamment la mouche drosophile, chez qui les mutations entraînant une inhibition de la signalisation insuline/IGF1 induisent jusqu'à 87 % d'augmentation de la durée de vie. On a également observé un prolongement de la durée de vie chez les souris lorsque la signalisation IGF1/insuline est réduite. Les souris chez qui cette diminution est induite par mutation avaient une taille et un métabolisme énergétique normaux, mais une plus grande résistance au stress oxydatif. Des invertébrés aux mammifères, la signalisation de l'IGF1 et la signalisation de l'insuline sont devenues des voies cellulaires distinctes avec différents effets en aval. Par conséquent, la signalisation IGF1 chez les mammifères peut être manipulée sans interférer avec le métabolisme du glucose.

Chez l'homme, il a également été démontré qu'une diminution de la signalisation de l'insuline/IGF prolonge la durée de vie. Des mutations connues pour perturber cette voie sont ainsi retrouvées chez de nombreux centenaires juifs ashkénazes.

Cibles de la rapamycine

Les protéines cibles de la rapamycine chez les mammifères (mTOR, de l'anglais mechanistic target of rapamycin — auparavant mammalian target of rapamycin) ont été identifiées pour la première fois dans le cadre des recherches sur la rapamycine. La rapamycine a été isolée en 1975 par une équipe de chercheurs canadiens à partir d'une bactérie filamenteuse, *Streptomyces hygroscopicus*, provenant du sol de l'île de Pâques, connue sous le nom de « Rapa Nui » en langue locale. L'administration de rapamycine est l'une des principales interventions pharmacologiques qui prolongent la durée de vie chez plusieurs organismes, notamment la levure, les nématodes, les mouches et les souris. Elle possède des propriétés **antifongiques**, **immunosuppressives** et **anticancéreuses** qui se manifestent par l'entremise de son effet inhibiteur sur sa cible, la protéine mTOR. La voie de signalisation mTOR a par conséquent été associée à plusieurs processus liés à la longévité et au vieillissement. Parmi les principales fonctions cellulaires régulées par les protéines mTOR, on retrouve la **biogenèse mitochondriale**, la **synthèse des protéines**, la **biosynthèse lipidique**, l'autophagie, la prolifération cellulaire, l'**apoptose** et la survie cellulaire.

Il a été démontré chez certains organismes étudiés en laboratoire que mTOR était impliquée dans les mécanismes par lesquelles la

Antifongique
qui possède la capacité d'éliminer (tuer) les champignons microscopiques et levures qui causent des infections appelées **mycoses.**

Immunosuppressif
qui possède la capacité d'inhiber ou prévenir l'activité du système immunitaire.

Anticancéreux
qui combat le cancer.

Biogenèse mitochondriale
formation de nouvelles mitochondries par division de mitochondries préexistantes, ce qui entraîne une augmentation de la quantité et donc de l'activité globale des mitochondries.

Synthèse des protéines
fabrication de nouvelles protéines.

Biosynthèse lipidique
génération de lipides à partir de molécules précurseurs.

Apoptose
processus par lequel certaines cellules déclenchent leur autodestruction en réponse à un signal, généralement lorsqu'elles sont infectées, trop âgées ou trop endommagées.

restriction alimentaire prolonge la durée de vie chez différentes espèces. Ainsi, les mouches portant une mutation provoquant une activité réduite de la voie de signalisation mTOR ont une durée de vie prolongée qui se manifeste par les mêmes mécanismes que ceux de la restriction alimentaire.

L'activation des protéines mTOR se fait par différentes voies. Une fois activées, elles activent ou inhibent à leur tour différentes voies de signalisation essentielles à la fonction cellulaire. Les protéines mTOR sont activées ou inactivées en fonction de la disponibilité des nutriments et de certaines autres substances dans l'environnement de la cellule (ex. : glucose, acides aminés, etc.). Ce sont donc en quelque sorte des détecteurs de nutriments qui permettent à l'organisme de s'ajuster en fonction de la disponibilité de sources d'énergie. Lorsque l'oxygène et les nutriments sont abondants, les protéines mTOR sont activées et stimulent les voies métaboliques qui mènent à la croissance. Lorsque les temps sont durs, ces voies sont supprimées et les voies liées à la survie sont activées.

Fait intéressant, chez le nématode *C. elegans*, les vers portant une double mutation qui inhibe à la fois les voies de signalisation de mTOR et celles de l'insuline avaient une durée de vie presque cinq fois plus longue que celle des vers normaux. Ces deux « voies de longévité » clés (mTOR et insuline/IGF1) apparaissent donc comme des voies de détection des nutriments parallèles (bien qu'interagissant entre elles) qui ont été conservées au cours de l'évolution (communes à différentes espèces).

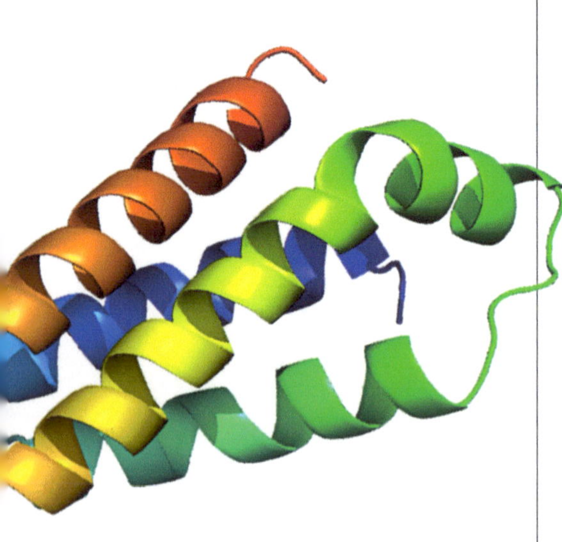

Sénescence cellulaire et vieillissement

On appelle « sénescence » (du latin senex, « vieillard »), l'ensemble des phénomènes d'affaiblissement des fonctions physiologiques liés au vieillissement. Pour ce qui concerne les cellules, la sénescence (sénescence cellulaire) désigne spécifiquement la perte de fonctions qui conduit à l'incapacité de réaliser la **mitose** (processus de division cellulaire permettant à une cellule de se scinder en deux pour donner deux cellules filles).

En effet, il y a près de 60 ans, il a été observé que les cellules humaines **cultivées** en laboratoire avaient une capacité limitée de se diviser (entre 50 et 70 divisions au maximum) avant de mourir. Ce phénomène appelé limite de Hayflick (du nom du scientifique qui l'a découvert) est maintenant connu pour être un exemple du processus plus général de sénescence cellulaire. Les cellules sénescentes se distinguent par trois caractéristiques principales : l'arrêt de la prolifération cellulaire, la résistance à l'apoptose et un **phénotype sécrétoire associé à la sénescence ou PSAS** (figure 2). La sénescence qui limite la prolifération cellulaire est principalement causée par le raccourcissement des télomères qui résulte de la réplication répétée de l'ADN en l'absence de télomérase (figure 3). Voyons un peu de quoi il s'agit.

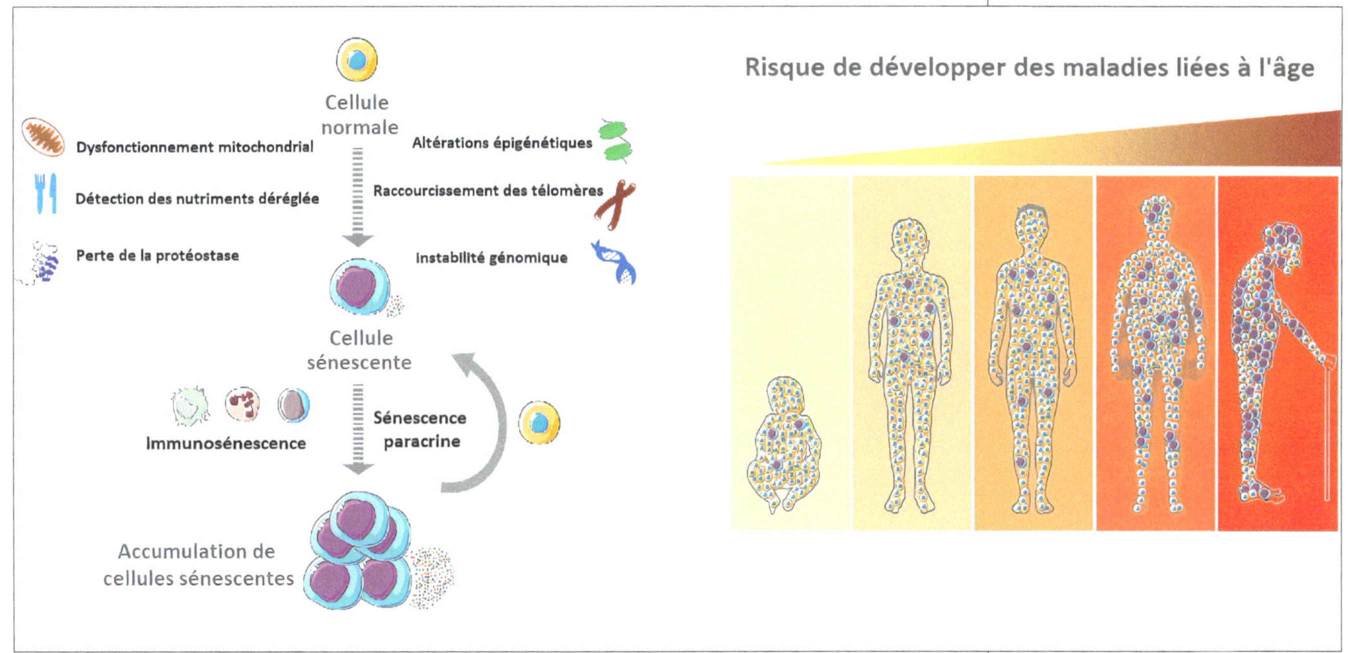

Figure 2. Sénescence et vieillissement. Certaines des caractéristiques du vieillissement (dysfonctionnement mitochondrial, détection dérégulée des nutriments, perte de la protéostase, altérations épigénétiques, raccourcissement des télomères et instabilité génomique) induisent la sénescence des cellules normales, ce qui peut à son tour in-

duire la sénescence paracrine dans les cellules normales voisines via des facteurs PSAS (phénotype sécrétoire associé à la sénescence : sécrétion de substances modulatrices par les cellules sénescentes). Ce phénomène combiné à l'immunosénescence (déclin progressif du système immunitaire lié à l'âge), conduit à une accumulation de cellules sénescentes dans les organes. Chez les personnes âgées, l'accumulation chronique de cellules sénescentes contribue à un dysfonctionnement tissulaire et à un risque accru de développer des maladies liées à l'âge. Néanmoins, l'élimination des cellules sénescentes par différentes approches sénothérapeutiques (qui fait référence à la sénothérapie : molécules ou stratégies thérapeutiques qui ciblent la sénescence cellulaire) peut améliorer la santé des personnes âgées.

Adapté de Borghesan, M., Hoogaars, W. M. H., Varela-Eirin, M., et al (2020). A senescence-centric view of aging: implications for longevity and disease. Trends Cell. Biol. 30 (10), 777–791. doi:10.1016/j.tcb.2020.07.002

Au cours de la division d'une cellule, l'ADN de la cellule mère doit être entièrement répliqué de manière à ce que les deux cellules filles héritent de la totalité de l'information génétique dont elles ont besoin pour fonctionner. Cependant, aux étapes finales du processus de réplication, la machinerie de réplication est incapable de recopier les extrémités des chromosomes. Afin que l'information génétique ne soit pas perdue par cette limitation, les chromosomes possèdent à leurs extrémités des séquences d'ADN répétées qui ne contiennent aucune information génétique essentielle à la cellule : ce sont les télomères (figure 3).

À chaque cycle cellulaire, les télomères se raccourcissent un peu plus (figure 3) et au bout d'un certain nombre de cycles, ils sont tellement raccourcis qu'il y a un risque de perte du matériel génétique présent juste avant eux. Deux issues sont alors possibles : soit la cellule entre en sénescence ce qui bloque définitivement sa capacité à proliférer, soit elle déclenche sa propre mort par apoptose.

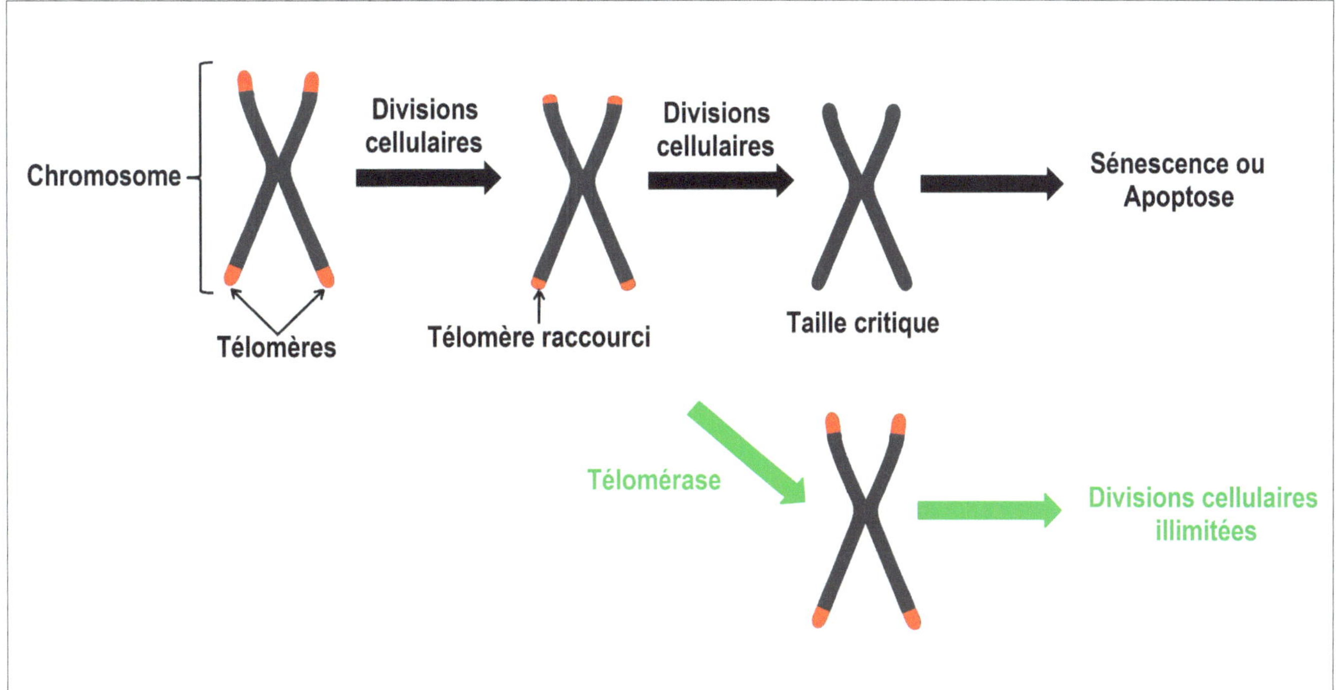

Figure 3. Raccourcissement des télomères et sénescence. Au fil des divisions cellulaires, les télomères (en rouge) se raccourcissent progressivement jusqu'à atteindre une taille critique qui conduit à la sénescence ou à l'apoptose. Les cellules qui possèdent l'enzyme télomérase, comme les cellules germinales et certaines cellules cancéreuses, régénèrent leurs télomères et peuvent se diviser de façon illimitée.

Adapté de Grégory Ségala. Télomérase et télomères : l'immortalité réplicative. https://www.futura-sciences.com/sante/dossiers/medecine-cancer-mecanismes-biologiques-1453/page/11/

Enzymes

protéines dotées de propriétés leur permettant d'accélérer les réactions chimiques au sein des cellules.

Cellules souches

cellules « mères » à partir desquelles toutes les autres cellules sont formées.

La télomérase est une **enzyme** qui assure le remplacement de l'ADN perdu afin de maintenir la longueur des télomères (Figure 3). Les cellules du corps humain qui possèdent cette protéine sont les **cellules souches** et les cellules germinales. À l'inverse, la majorité des cellules somatiques ne possèdent pas d'activité télomérase et leurs télomères raccourcissent donc à chaque réplication chromosomique.

Les cellules cancéreuses peuvent trouver le moyen d'exprimer cette enzyme pour proliférer sans limites. La télomérase est ain-

Oncogène
gène dont l'expression favorise la survenue de cancers.

Souris transgéniques
souris dont l'ADN a été modifié par intervention humaine et qui transmettent cette modification à leur descendance.

Maladie d'Alzheimer
maladie touchant le cerveau qui détruit la mémoire et d'autres fonctions mentales importantes.

Maladie de Parkinson
maladie caractérisée par une destruction de certaines cellules du cerveau impliquées dans le contrôle des mouvements et qui entraîne souvent des tremblements.

Arthrose
maladie touchant les articulations qui se manifeste par des douleurs persistantes causées par l'usure prématurée du **cartilage** (le tissu souple qui recouvre la surface des os au niveau des articulations).

Ostéoporose
maladie qui provoque la fragilité des os et augmente le risque de fractures.

Approches de « sénothérapie » ou « sénothérapeutiques »
molécules ou stratégies thérapeutiques qui ciblent la sénescence cellulaire.

---

si retrouvée dans environ 90 % des tumeurs cancéreuses, toutes origines confondues, alors qu'elle n'est pas détectable dans les tissus sains correspondants. De plus, les cellules cancéreuses qui ne possèdent pas de télomérase utilisent d'autres mécanismes pour déjouer le raccourcissement des télomères. La télomérase ne serait cependant pas en elle-même un **oncogène,** mais elle joue un rôle direct dans la progression tumorale en conférant l'immortalité aux cellules cancéreuses.

Plusieurs études ont révélé que les cellules sénescentes sont plus abondantes dans les tissus âgés et malades par rapport aux tissus jeunes et sains chez différentes espèces. Deux modèles de **souris transgéniques** chez lesquels les cellules sénescentes pouvaient être éliminées sélectivement ont été utilisés pour montrer que les cellules sénescentes jouent un rôle important dans le développement de nombreuses maladies liées à l'âge. Ces maladies comprennent la **maladie d'Alzheimer**, la **maladie de Parkinson**, l'athérosclérose, les maladies cardiovasculaires, le cancer, l'**arthrose** et l'**ostéoporose**. La seule élimination des cellules sénescentes chez ces souris transgéniques a permis de retarder l'apparition de ces maladies et d'améliorer considérablement leur santé et leur durée de vie.

Les conclusions de ces études laissaient entrevoir la possibilité de développer pour l'humain des composés capables d'éliminer les cellules sénescentes dans l'espoir de reproduire les effets observés chez les souris. Différentes **approches de « sénothérapie »** ou **« sénothérapeutiques »** (figure 2) ont ainsi été développées ou sont en cours de développement. Par exemple, de nombreux médicaments **sénolytiques** ont été testés sur des souris et des cellules ou tissus humains et les résultats sont plutôt prometteurs. Cependant, les **essais cliniques** n'ont commencé que récemment et il reste donc à déterminer si ces médicaments sont sûrs et efficaces chez l'homme.

Mitochondries et stress oxydatif

La théorie des radicaux libres ou théorie du stress oxydatif est une théorie du vieillissement selon laquelle les pertes de fonctions liées à l'âge sont dues à l'accumulation de dommages oxydatifs causés par des radicaux libres au niveau des composants cellulaires. Les radicaux libres font partie des espèces réactives de l'oxygène, des molécules hautement instables dérivées de l'oxygène qui peuvent se former lors du métabolisme cellulaire normal. Ils recherchent sans cesse d'autres atomes ou molécules auxquels arracher les éléments qui leur manquent pour redevenir stables, faisant de ces dernières à leur tour des radicaux libres. Lorsque ce processus en chaîne prend de l'ampleur, il se produit un déséquilibre entre la production d'espèces réactives de l'oxygène (ERO) et les capacités de défense antioxydante de l'organisme (les molécules antioxydantes comme les vitamines E et C ou des enzymes, comme la **superoxyde dismutase**). On parle alors de stress oxydatif. Lorsqu'ils sont produits de façon continue et élevée, les ERO peuvent endommager des **macromolécules** telles que les lipides, protéines et glucides et altérer des processus cellulaires comme la production d'enzymes et la **respiration cellulaire**.

Bien que les radicaux libres soient produits naturellement dans l'organisme, d'autres substances se trouvant dans les aliments que nous mangeons, les médicaments que nous prenons, l'air que nous respirons et l'eau que nous buvons peuvent également générer des radicaux libres. Ces substances comprennent les aliments frits, l'alcool, la fumée de tabac, les pesticides et les polluants atmosphériques.

De nombreuses publications ont démontré que les dommages oxydatifs s'accumulent dans de multiples tissus chez différentes espèces avec l'âge. S'il est incontestable que de tels dommages sont l'une des observations les plus constantes du vieillissement progressif des cellules et des tissus, il est difficile de déterminer si ces dommages sont une cause ou une conséquence du vieillissement. La théorie des radicaux libres du vieillissement s'est avérée extrêmement difficile à tester, du moins en partie parce que les espèces réactives de l'oxygène sont également des molécules impliquées dans plusieurs importantes voies de signalisation au sein des cellules.

Dans les années 1990 et au début des années 2000, des gènes clés impliqués dans l'élimination des radicaux libres, comme la superoxyde dismutase, ont été **surexprimés** dans le cadre d'études sur des espèces non humaines. Plusieurs de ces expériences ont mené à une augmentation de la durée de vie des espèces étudiées, ce qui laissait suggérer que les dommages oxydatifs résultant du métabolisme limitaient la durée de vie. Ces résultats ont cependant été remis en question par des études ultérieures menées sur des souris où aucune augmentation de la durée de vie n'a été observée après une surexpression de la superoxyde dismutase. La contradiction entre ces résultats pourrait être en partie expliquée par le fait que le taux de production de radicaux libres est probablement lié au contexte, notamment l'état physiologique, l'âge et le type de cellules, un aspect qui n'a été que trop peu étudié jusqu'ici.

Bien que les radicaux libres soient généralement impliqués dans les dommages cellulaires lorsque leur taux est élevé au sein de la cellule, paradoxalement ils peuvent également agir comme des molécules de signalisation en déclenchant une cascade d'événements cellulaires qui à terme protègent les cellules contre les effets nocifs du stress oxydatif lorsqu'ils sont présents en faible concentration dans la cellule. Ce phénomène appelé **hormèse** mitochondriale, favorise ainsi une amélioration de la santé et de la longévité des cellules, tissus et organismes.

Les études qui démontrent l'importance du stress oxydatif (du moins en faible proportion) dans l'augmentation de la durée de vie mettent à mal l'idée selon laquelle l'utilisation d'antioxydants serait une bonne stratégie pour protéger la santé et prolonger la vie. De plus, il existe des résultats d'études aussi bien pour appuyer que pour réfuter la théorie selon laquelle la durée de vie est prolongée avec une augmentation du stress oxydatif. On ne sait pas non plus comment concilier ces résultats avec ceux des publications ayant démontré que les fonctions mitochondriales sont améliorées par la restriction alimentaire chez différentes espèces. D'autres études seront nécessaires pour déterminer comment le stress oxydatif et la modulation des fonctions mitochondriales influencent le vieillissement dans différents contextes.

Inflammation chronique

Il existe deux types d'inflammation : l'inflammation aiguë et l'inflammation chronique.

La plupart des gens connaissent surtout l'inflammation aiguë. C'est ce qui se produit lorsqu'une enflure et une douleur apparaissent sur le corps en réponse à une blessure ou un choc. Cependant, cette réaction du corps n'est qu'un aspect de l'inflammation aiguë qui se définit plus largement comme la réaction du système immunitaire à une agression externe (ex. : infection, brûlure, blessure, etc.) ou interne (ex. : cellules cancéreuses). L'inflammation aiguë est donc la façon dont notre corps combat les infections et blessures et aide à accélérer le processus de guérison.

En revanche, lorsque l'inflammation persiste pendant une longue période et que le système immunitaire continue de produire des globules blancs et des molécules inflammatoires qui prolongent le processus même après l'élimination des agents **pathogènes**, on parle d'inflammation chronique. Le corps pense être constamment attaqué, de sorte que le système immunitaire continue de se battre indéfiniment et peut finir par attaquer les tissus et organes sains qui se trouvent à proximité. Ce phénomène qui à terme provoque des dommages aux tissus peut également se produire sans qu'un agent pathogène soit présent. Il résulte alors d'un dysfonctionnement du système immunitaire, comme dans le cas des **maladies auto-immunes** telles que la polyarthrite rhumatoïde et le diabète de type 1.

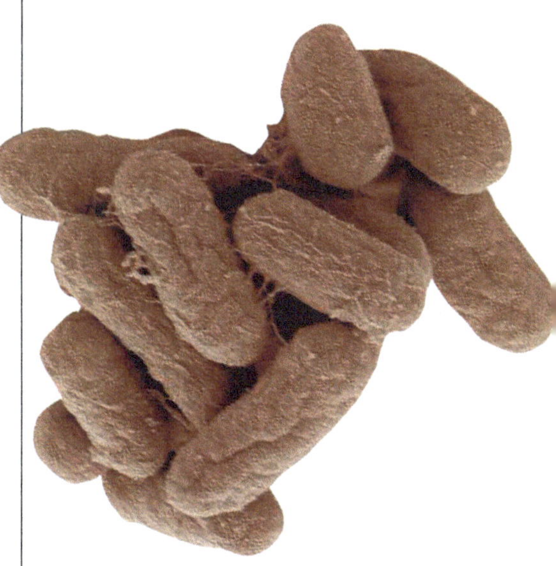

C'est à l'inflammation chronique que l'on fait référence lorsque l'on parle d'inflammation dans le contexte du vieillissement.

Étant donné que le taux de certains **marqueurs** de l'inflammation est généralement plus élevé chez les personnes âgées que chez les jeunes adultes, il a été suggéré que l'inflammation chronique est impliquée dans le processus de vieillissement et contribue au développement de maladies liées à l'âge comme le cancer, le diabète de type 2, les maladies cardiovasculaires et les **maladies neurodégénératives.**

La sénescence du système immunitaire (connue sous le nom d'immunosénescence) est l'une des causes de l'inflammation chronique (figure 2). D'autres facteurs contribuent également à ce type d'inflammation, notamment la prédisposition génétique, l'obésité, le stress oxydatif, les infections chroniques, les cellules immunitaires défectueuses et les facteurs **pro-inflammatoires** qui sont associés au phénotype sécrétoire associé à la sénescence (PSAS) des cellules sénescentes non immunitaires (à l'origine de la **sénescence paracrine**). De plus, de nombreux facteurs environnementaux connus pour créer des **altérations épigénétiques**, comme certains produits chimiques, peuvent être **cytotoxiques** et pro-inflammatoires. Enfin, certaines pratiques connues pour améliorer la longévité, comme la restriction alimentaire, favoriseraient également une diminution des biomarqueurs inflammatoires. Sur la base de ces découvertes, l'inflammation est désormais considérée comme un biomarqueur du vieillissement accéléré et l'une des caractéristiques du processus de vieillissement.

Comme pour d'autres variables qui influencent le vieillissement, le prolongement de la durée de vie et de la durée de vie en santé pourraient être le résultat d'un équilibre fin entre les processus pro-inflammatoires et anti-inflammatoires. En effet, des études sur des personnes centenaires ont démontré que les conséquences néfastes associées à des taux élevés de molécules pro-inflammatoires (comme les **cytokines pro-inflammatoires**) sont contrebalancées par des taux élevés de molécules anti-inflammatoires.

Protéostase

L'**homéostasie** des protéines, appelée protéostase**,** est un processus essentiel qui maintient la structure et la fonction des protéines au sein des cellules. En effet, les cellules sont maintenues en bonne santé grâce aux processus de synthèse, de dégradation et de « **chaperonnage** » des protéines qui s'y déroulent. Avec l'âge, les dommages oxydatifs s'accumulent au hasard dans les protéines de la cellule, la synthèse et la dégradation des protéines ralentissent et les protéines irrémédiablement endommagées s'accumulent, empêchant de plus en plus les **protéines chaperonnes** de jouer leur rôle essentiel pour le maintien de la santé et de l'intégrité de la cellule. Cette accumulation de protéines endommagées et « malformées » contribue au développement de nombreuses maladies liées à l'âge, notamment la maladie d'Alzheimer et la maladie de Parkinson.

La stabilité des protéines au fil du temps est associée à une durée de vie prolongée chez différentes espèces. Des études menées sur des humains centenaires et chez le **rat-taupe nu** ont révélé qu'il existe une corrélation entre une activité soutenue des protéines liées à la protéostase, comme les protéines chaperonnes, et une augmentation de la durée de vie. Chez le ver nématode *C. elegans*, de nombreuses protéines associées au prolongement de la durée de vie ont été détectées dans les agrégats de protéines qui se forment chez les organismes vieillissants. Une augmentation de la durée de vie après la surexpression des protéines chaperonnes a également été observé dans le cadre d'autres études sur *C. elegans*, la drosophile et la souris. Ces observations laissaient suggérer qu'une défaillance dans le processus de protéostase accélère le vieillissement.

Les principales voies de signalisation qui déterminent la durée de vie régulent également certains aspects de la protéostase. Par exemple, les voies de signalisation de l'insuline contrôlent l'expression des protéines chaperonnes et les voies de signalisation de mTOR régulent de nombreuses formes d'autophagie, y compris la mitophagie, qui est le mécanisme par lequel les mitochondries endommagées

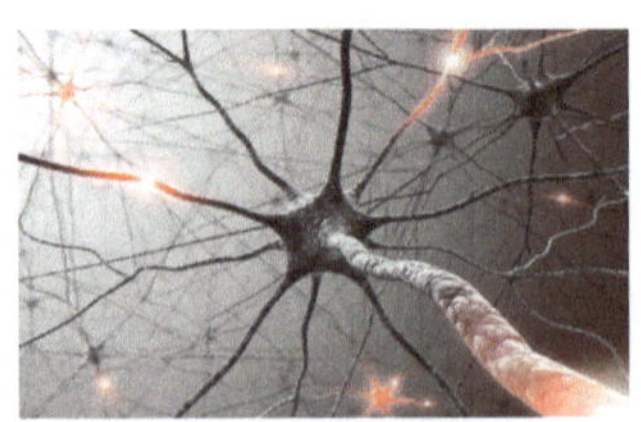

**Neurones (ou cellules
nerveuses)**
cellules du système nerveux.

sont éliminées de la cellule par autophagie. De récentes études chez *C. elegans* ont aussi révélé que la restriction alimentaire permet de prévenir le dysfonctionnement de la protéostase par des mécanismes impliquant la voie de signalisation insuline/IGF.

Dernières remarques

Les différentes études examinées ci-haut ont permis une augmentation rapide de notre compréhension des mécanismes moléculaires qui sous-tendent le vieillissement. Deux observations notables ont émergé de ces études. Premièrement, les gènes capables de prolonger la durée de vie sont beaucoup plus nombreux que prévu. Deuxièmement, les gènes qui contrôlent le vieillissement (gènes impliqués dans les voies cellulaires telles que celles de mTOR et les voies de signalisation insuline/IGF-1) sont remarquablement conservés chez les levures, les vers, les drosophiles et les humains. La conservation de ces voies chez des espèces aussi éloignées dans la chaîne de l'évolution et le fait que leur perturbation dans le cadre d'expériences sur des animaux augmente à la fois la durée de vie et la durée de vie en santé a fait naître l'idée d'une intervention pharmacologique chez l'homme.

On retient que le stress oxydatif joue un rôle important dans la détérioration des fonctions cellulaires qui augmente avec l'âge, mais il n'est peut-être pas la principale cause de la sénescence qui affecte tôt ou tard les cellules somatiques. On pense que le stress oxydatif touche surtout les cellules qui cessent de proliférer une fois achevée la croissance de l'organisme (ex. : cellules musculaires, **neurones**). Ces cellules conserveraient des télomères intacts, mais accumuleraient diverses lésions parce que leurs constituants se renouvellent lentement. En revanche, les cellules en prolifération active (ex. : cellules de l'épithélium intestinal) échapperaient au moins partiellement à l'accumulation des dommages oxydatifs, puisqu'à chaque division, elles remplacent la moitié de leurs constituants. Ces cellules semblent fonctionner correctement jusqu'à ce qu'elles aient accompli le nombre de divisions fixé par la longueur de leurs télomères. Elles entrent alors en sénescence mitotique (figure 1-2).

La mortalité cellulaire semble donc procéder non pas d'une seule cause, mais de plusieurs. Les cellules paraissent victimes d'une double fatalité. Si elles cessent de se diviser, elles vieillissent en accumulant toutes sortes de lésions. Chez l'homme, ce serait la cause essentielle du déclin des fonctions cérébrales qui se produit avec l'âge. Si les cellules continuent à proliférer, elles s'exposent à devenir sénescentes, ce qui serait à l'origine de l'affaiblissement des défenses immunitaires par exemple.

Effets du jeûne sur la santé et le vieillissement

Nos ancêtres humanoïdes ne consommaient pas tous les jours trois repas régulièrement espacés comme nous le faisons aujourd'hui. Ils n'avaient pas non plus une vie **sédentaire**. Ils étaient plutôt constamment à la recherche de nourriture dans des environnements où les sources de nourriture étaient rares. Au fil du temps, les *Homo sapiens* ont subi des changements évolutifs qui leur ont permis de mieux s'adapter à ces environnements, notamment des changements au niveau du cerveau favorisant la créativité, l'imagination et le langage et des changements physiques (ex. : puissance musculaire) qui ont permis aux membres de l'espèce de pouvoir couvrir de grandes distances pour pourchasser leurs proies.

Les résultats de nombreuses études montrent que la plupart, sinon tous les organes réagissent au jeûne intermittent de manière à permettre à l'organisme de tolérer ou de surmonter le défi que représente le jeûne et de restaurer ensuite l'homéostasie. L'exposition répétée à des épisodes de jeûne induit des réactions d'adaptation durables qui confèrent une plus grande résistance aux épisodes ultérieurs. Les cellules réagissent au jeûne intermittent en activant une réaction coordonnée d'adaptation au stress qui conduit à une expression ac-

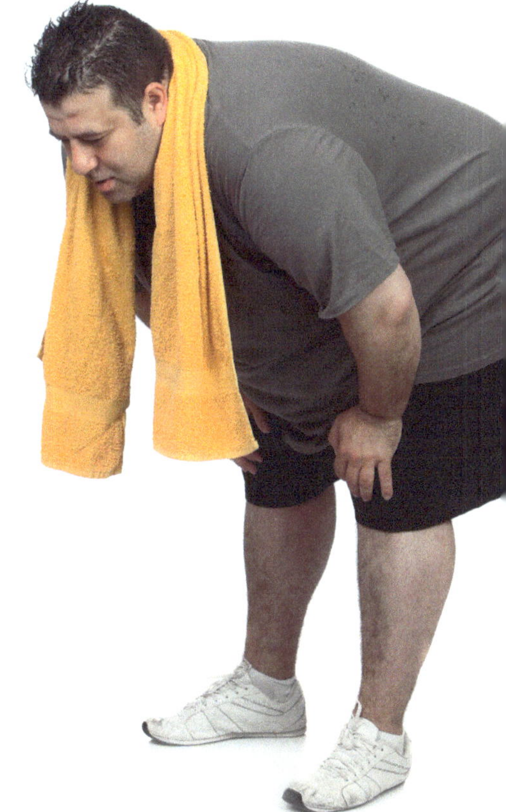

crue de molécules de défense antioxydante, de réparation de l'ADN, de contrôle de la qualité des protéines (protéostase), de biogenèse et autophagie des mitochondries et de régulation de l'inflammation. Ces réactions d'adaptation à la phase de jeûne et à la phase de retour à l'alimentation ont été conservées au cours de l'évolution. On observe dans les cellules du corps et du cerveau des animaux soumis à des régimes de jeûne intermittent, une amélioration des fonctions et une meilleure résistance à diverses agressions, notamment celles associées au stress oxydatif. Le jeûne intermittent stimule l'autophagie et la mitophagie et inhibe la voie de synthèse de la protéine mTOR (cible de la rapamycine chez les mammifères). Ces réactions permettent aux cellules d'éliminer les protéines et les mitochondries endommagées par l'oxydation et de recycler les constituants moléculaires non endommagés tout en réduisant temporairement la synthèse globale des protéines afin d'économiser l'énergie et les ressources cellulaires. Chez les personnes qui mangent trop et chez les individus sédentaires, ces voies sont inexploitées ou supprimées.

Jusqu'à récemment, les études sur la restriction calorique et le jeûne intermittent se penchaient presque exclusivement sur le vieillissement et la durée de vie. Après près d'un siècle de recherches sur la restriction calorique chez les animaux, on retient qu'il semble possible d'augmenter grandement la durée de vie en diminuant la consommation de nourriture.

Dans l'une des toutes premières études sur le jeûne intermittent, il a été observé que la durée de vie moyenne des rats augmentait de près de 80 % quand ils étaient soumis à un régime de jeûne en jour alterné, et cette augmentation commençait lorsqu'ils atteignaient l'âge de jeunes adultes. Cependant, l'ampleur des effets de la restriction alimentaire sur la durée de vie et la durée de vie en santé varie et peut être influencée par le sexe, le régime alimentaire, l'âge, et des facteurs génétiques. Une **méta-analyse** des données d'études des années 1934 à 2012 a révélé que la restriction calorique augmente la durée de vie moyenne de 14 à 45 % chez les rats, mais seulement de 4 à 27 % chez les souris. Une étude de différentes **lignées consanguines** de souris a démontré qu'il existait une grande variation, allant d'une durée de vie sensiblement prolongée à une durée de vie raccourcie, en fonction de la lignée et du sexe.

Les résultats contradictoires de deux études de référence chez les singes sont venus remettre en question le lien entre la restriction calorique et l'extension de la durée de vie et de la durée de vie en santé. L'une des études a démontré un effet positif de la restriction calorique sur la durée de vie et la durée de vie en santé, tandis que l'autre étude n'a relevé aucune réduction significative de la mortalité, malgré une nette amélioration de la santé globale. Les différences en ce qui concerne l'apport calorique quotidien, le début du régime de jeûne, la composition des régimes alimentaires, les protocoles d'alimentation, le sexe et le patrimoine génétique peuvent expliquer les effets contradictoires de la restriction calorique sur la durée de vie observés dans les deux études.

Chez l'homme, les régimes de jeûne intermittent ont des effets bénéfiques sur l'obésité, la **résistance à l'insuline**, la **dyslipidémie**, l'hypertension et l'inflammation. Le jeûne intermittent semble procurer davantage de bienfaits pour la santé que ceux pouvant être attribués à une simple réduction de l'apport calorique. Dans une étude clinique chez l'humain, 16 participants en bonne santé soumis à un régime de jeûne en jour alterné pendant 22 jours ont perdu 2,5 % de leur poids initial et 4 % de masse adipeuse et il a été observé une diminution de 57 % des taux d'insuline à jeun. Dans deux autres études, des femmes en surpoids (environ 100 femmes dans chaque étude) ont été soumises soit à un régime de jeûne intermittent 5:2, soit à une réduction de 25 % de l'apport calorique quotidien. Les femmes dans les deux groupes ont perdu le même taux de masse corporelle au cours d'une période de 6 mois, mais on a observé une plus grande augmentation de la sensibilité à l'insuline et une plus grande réduction du tour de taille chez celles du groupe soumis au régime de jeûne intermittent 5:2.

Le jeûne intermittent améliore les fonctions physiques chez les animaux et les humains. Par exemple, des souris soumises à un régime de jeûne en jour alterné ont une meilleure endurance à la course

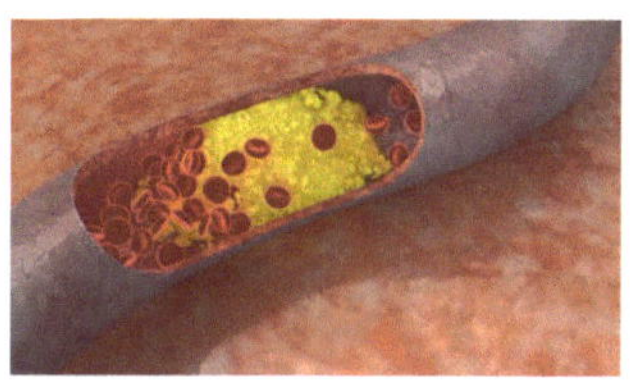

que celles qui sont nourries normalement, malgré que les poids corporels soient similaires chez les deux groupes. L'équilibre et la coordination sont également améliorés chez les animaux soumis à un régime quotidien d'alimentation en temps restreint ou à un régime de jeûne en jour alterné. Des études chez l'humain ont également montré que les jeunes adultes qui jeûnent quotidiennement pendant 16 heures perdent de la graisse tout en maintenant leur masse musculaire après 2 mois d'entraînement en résistance.

Les études chez les animaux montrent que le jeûne intermittent améliore différents aspects des **fonctions cognitives**, notamment la mémoire spatiale et la mémoire de travail (voir plus bas); le jeûne en jour alterné et la restriction calorique au quotidien éliminent les effets néfastes de l'obésité, du diabète et de la neuroinflammation (inflammation du cerveau et du système nerveux) sur les capacités d'**apprentissage spatial et de mémoire spatiale**.

Dans une étude clinique sur des personnes âgées soumises à un court régime de restriction calorique, les sujets avaient une meilleure **mémoire verbale** à l'issue du régime. Dans une autre étude portant sur des adultes en surpoids ayant de légers problèmes cognitifs, 12 mois de restriction calorique ont conduit à une amélioration de la mémoire verbale, de la **fonction exécutive** et de la cognition (fonctions cognitives) globale. Plus récemment, dans le cadre d'une importante étude clinique, 2 années de restriction calorique quotidienne ont conduit à une amélioration significative de la **mémoire de travail** chez les participants.

Il est indéniablement nécessaire d'entreprendre d'autres études sur le jeûne intermittent et la cognition chez les personnes âgées, surtout quand on sait qu'il n'existe aucun traitement pharmacologique capable de ralentir le vieillissement du cerveau et la progression des maladies neurodégénératives.

Jeûne et Maladie

Le jeûne à des fins médicales est pratiqué depuis des millénaires. C'était une méthode couramment utilisée par les médecins de la Chine, de la Grèce et de la Rome antiques. Selon une célèbre citation de Benjamin Franklin, l'une des principales figures de l'histoire des États-Unis, « il n'y a pas meilleure médecine que le repos et le jeûne ». Et Mark Twain, le célèbre écrivain, auteur notamment des « Aventures de Tom Sawyer », ajoutait : « se priver de nourriture pendant quelque temps peut véritablement faire davantage de bien chez la plupart des malades que les meilleurs médicaments et les meilleurs médecins ».

En 1997, une étude sur des rongeurs révélait que la réduction de la disponibilité alimentaire tout au long de la vie avait des effets bénéfiques remarquables sur le vieillissement et la durée de vie des animaux. Les auteurs de l'étude avaient conclu que les bienfaits de la restriction calorique sur la santé résultaient d'une réduction de la production de radicaux libres qui endommagent les cellules et de la diminution du poids des animaux. Depuis lors, de nombreuses études sur le jeûne intermittent chez les animaux et les humains ont montré que la plupart de ses effets bénéfiques pour la santé ne sont pas simplement le résultat d'une production réduite de radicaux libres ou d'une perte de poids. Comme discuté plus haut, le jeûne intermittent déclencherait plutôt une réponse d'adaptation des cellules conservée au cours de l'évolution, qui permet d'améliorer la régulation du glucose, d'augmenter la résistance au stress, de

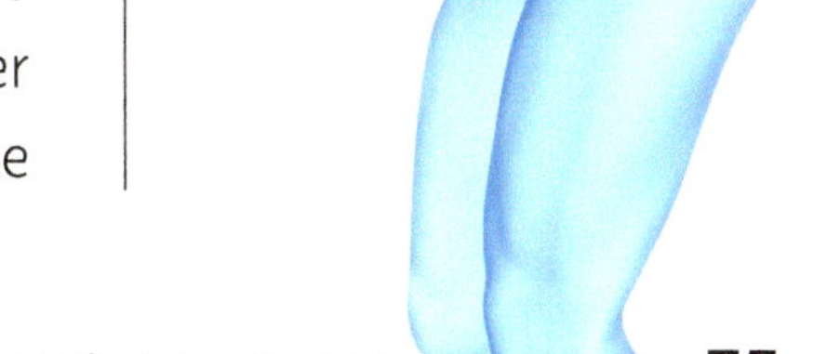

supprimer l'inflammation et d'éliminer les composantes cellulaires endommagées. Plusieurs études précliniques ont démontré la grande efficacité du jeûne intermittent chez des animaux atteints de différentes **maladies chroniques** comme l'obésité, le diabète, les maladies cardiovasculaires, les cancers et les maladies neuro-dégénératives du cerveau (figure 4).

Chez l'homme, il a démontré que le jeûne intermittent à des effets bénéfiques sur l'obésité, la résistance à l'insuline, la dyslipidémie, l'hypertension et l'inflammation et que ce régime procure davantage de bienfaits pour la santé que ceux pouvant être attribués à une simple réduction de l'apport calorique.

Nous examinons ci-dessous certains résultats notables d'études sur le jeûne intermittent chez des animaux et chez des patients humains atteints de diverses maladies.

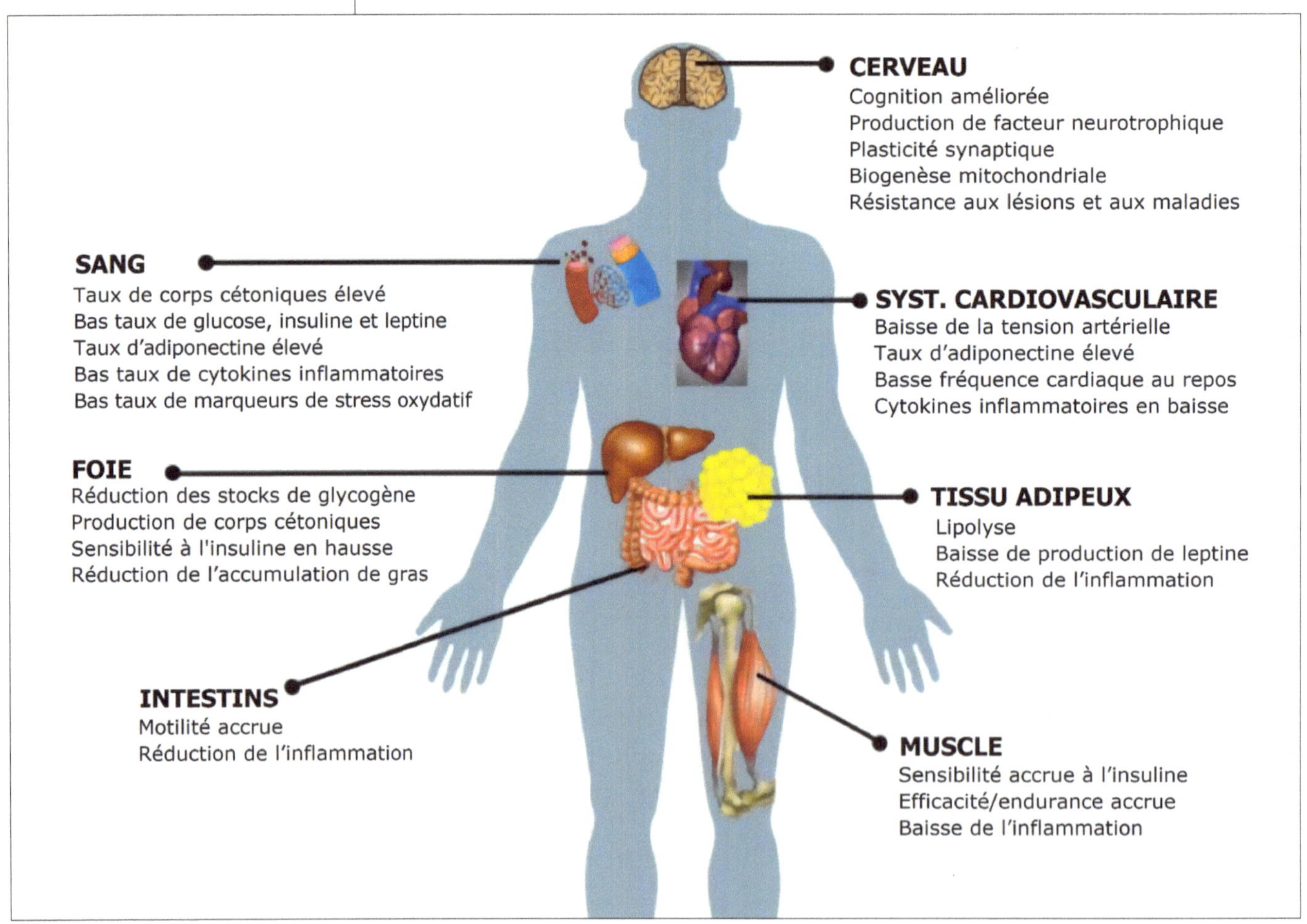

Figure 4. Exemples d'effets fonctionnels et de réponses cellulaires et moléculaires provoqués par le jeûne intermittent dans différents organes du corps. Chez les humains, le jeûne intermittent entraîne une diminution des taux d'insuline et de leptine sanguins, une augmentation des taux de corps cétoniques et une diminution des taux de molécules pro-inflammatoires et des marqueurs de stress oxydatif. Les cellules hépatiques réagissent au jeûne en générant des corps cétoniques, en augmentant leur sensibilité à l'insuline et en diminuant l'accumulation de lipides. Dans l'intestin, le jeûne intermittent provoque une diminution des marqueurs de l'inflammation. La sensibilité à l'insuline des cellules musculaires est augmentée et l'inflammation réduite dans les cellules musculaires en réponse au changement métabolique déclenché par le jeûne ou l'exercice physique. De récentes découvertes suggèrent en outre que l'entraînement physique à jeun peut améliorer la croissance musculaire et l'endurance. Plusieurs études ont démontré les effets bénéfiques du jeûne intermittent sur le système cardiovasculaire, notamment une diminution de la pression artérielle, une diminution de la fréquence cardiaque au repos, une plus grande variabilité de la fréquence cardiaque (meilleure adaptation au stress cardiovasculaire) et une meilleure résistance du muscle cardiaque aux lésions chez des animaux victimes d'infarctus du myocarde. Des études sur des animaux de laboratoire et des sujets humains ont montré que le jeûne intermittent peut améliorer les fonctions cognitives (apprentissage et mémoire) ; les mécanismes sous-jacents de cet effet pourraient comprendre la stimulation de la biogenèse mitochondriale et de l'autophagie, et la formation de nouvelles synapses (zone de contact entre deux neurones ou entre un neurone et une autre cellule). Le jeûne intermittent augmente également la résistance des neurones au stress et supprime la neuroinflammation chez les animaux.

Adapté de Anton SD, Moehl K, Donahoo WT, et al. Flipping the Metabolic Switch: Understanding and Applying the Health Benefits of Fasting. Obesity (Silver Spring) 2018;26(2):254-268.

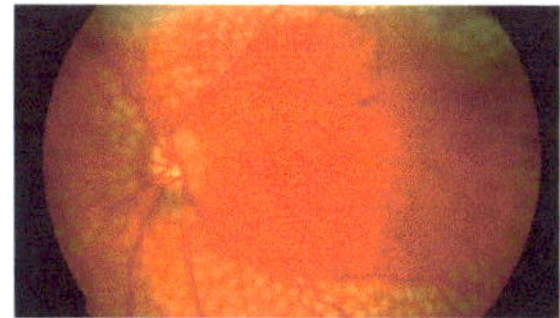

Rétinopathie diabétique
maladie des yeux qui se manifeste dans les cas graves de diabète.

Obésité et diabète

Plusieurs études utilisant des animaux de laboratoire ont démontré que le jeûne intermittent améliore la sensibilité à l'insuline, prévient l'obésité causée par un régime riche en graisses et améliore la **rétinopathie diabétique** (figure 4). Les populations qui ont traditionnellement un régime composé d'aliments pauvres en calories, mais riches en éléments nutritifs, comme les habitants de l'île japonaise d'Okinawa (leur alimentation est majoritairement composée de patates douces et d'autres légumes) possèdent en général un faible taux d'obésité et de diabète, ainsi qu'une extrême longévité.

Une étude regroupant plusieurs centres de recherche a révélé que la restriction calorique quotidienne améliore de nombreux facteurs connus pour favoriser les maladies cardiovasculaires (ex. : hypertension et diabète) chez les humains non obèses. D'autres études chez des adultes en surpoids ou obèses ont démontré que le jeûne intermittent est aussi efficace pour la perte de poids que les régimes standards. Deux récentes études ont montré que la restriction alimentaire quotidienne ou 24 heures de jeûne trois fois par semaine permettent de corriger la résistance à l'insuline chez des patients atteints de diabète. Cependant, dans une étude de 12 mois comparant le jeûne en jour alterné, la restriction calorique quotidienne et un régime témoin, les participants des deux groupes soumis à un régime de jeûne ont perdu du poids, mais ne montraient aucune amélioration de la sensibilité à l'insuline, des taux de lipides ou de la pression artérielle, par rapport aux participants du groupe témoin.

Même si d'autres études seront nécessaires pour confirmer les différents effets rapportés, ces résultats montrent que le jeûne périodique ou intermittent peut avoir de nombreux effets bénéfiques susceptibles de mener à une réduction du diabète.

Maladies cardiovasculaires

Le jeûne intermittent améliore chez les animaux et les humains plusieurs des paramètres habituellement mesurés pour vérifier la santé du système cardiovasculaire comme la pression artérielle, la fréquence cardiaque au repos, les taux de cholestérol, de glucose, d'insuline ou encore la résistance à l'insuline (figure 4). De plus, le jeûne intermittent entraîne une diminution des marqueurs de l'inflammation et du stress oxydatif associés à l'athérosclérose. Les analyses d'enregistrements d'**électrocardiogrammes** montrent que le jeûne intermittent augmente la variabilité de la fréquence cardiaque chez les rats et les humains. Une autre importante étude a montré qu'une réduction de 12 % de l'apport calorique quotidien pendant une période de 2 ans améliore plusieurs des facteurs qui favorisent les maladies cardiovasculaires, comme le taux de cholestérol, l'obésité, le diabète et l'hypertension chez les personnes non obèses. Une autre étude a révélé que le jeûne en jour alterné était efficace pour la perte de poids et la protection contre les maladies cardiovasculaires chez des adultes de poids normal et chez des personnes en surpoids. Les améliorations observées surviennent en général dans les 2 à 4 semaines après le début du jeûne en jour alterné, puis se dissipent progressivement au cours des semaines qui suivent la reprise d'une alimentation normale.

Cancer

Les plus récentes études et recherches en cours portant sur les effets du jeûne sur la maladie se focalisent pratiquement toutes sur le cancer, un engouement qui découle probablement des résultats prometteurs de précédentes études cliniques en ce qui concerne les bienfaits que peuvent en tirer les malades du cancer (figure 4).

Les effets bénéfiques du jeûne et de la restriction calorique sur les tumeurs chez les animaux ont été étudiés et démontrés pour la première fois il y a plus d'un siècle. Depuis lors, de nombreuses études sur les animaux ont montré que la restriction calorique quotidienne ou le jeûne en jour alterné réduisent l'apparition de tumeurs au cours du vieillissement normal chez les rongeurs et augmentent leur sensibilité à la **chimiothérapie** et à la **radiothérapie**. On pense que le jeûne intermittent rend les cellules cancéreuses plus sensibles aux traitements cliniques en perturbant leur métabolisme énergétique et en inhibant leur croissance. La réduction de l'activité de la voie de signalisation de l'insuline/IGF1 fait partie des mécanismes responsables de la manifestation de cet effet.

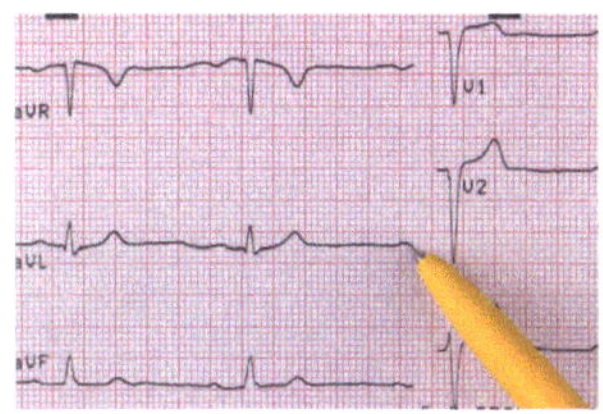

Électrocardiogramme

examen qui permet d'obtenir une représentation graphique sur papier de l'activité électrique du cœur.

Chimiothérapie

traitement du cancer consistant à administrer au patient des médicaments ou substances chimiques pour tenter de tuer les cellules cancéreuses.

Radiothérapie

traitement du cancer consistant à utiliser des radiations (ex. : rayons X), pour détruire les cellules cancéreuses.

Des études ont montré que plusieurs cycles de jeûne périodique peuvent être aussi efficaces qu'une chimiothérapie dans le traitement de certains cancers chez la souris.

Des données issues de différentes études sur des animaux indiquent également que la combinaison de cycles de jeûne avec la chimiothérapie est beaucoup plus efficace que le jeûne ou la chimiothérapie seuls.

Chez l'humain, différentes études cliniques sur le jeûne intermittent chez des patients atteints d'un cancer ont été réalisées ou sont en cours. La plupart des premières études mettaient surtout l'accent sur le **taux d'observance**, les effets secondaires et l'identification des biomarqueurs. Par exemple, une étude sur la restriction calorique quotidienne chez des hommes atteints d'un cancer de la prostate a révélé une excellente observance (95 % des patients ont suivi le régime jusqu'au bout) et aucun effet indésirable. Une récente étude sur des femmes atteintes d'un cancer gynécologique soumises à un jeûne de courte durée durant leur chimiothérapie a démontré que le jeûne augmente la qualité de vie et réduit la fatigue de ces femmes. Les résultats de plusieurs études de cas portant sur des patients atteints d'une tumeur au cerveau laissent également suggérer que le jeûne intermittent peut supprimer la croissance tumorale et favoriser la survie. D'autres études en cours se penchent sur le jeûne intermittent chez des sujets atteints de cancers du sein, de l'ovaire, de la prostate, de l'endomètre et colorectal et de glioblastome. Les régimes de jeûne utilisés dans ces études variaient beaucoup, mais dans toutes les études les patients étaient soumis au jeûne intermittent pendant la chimiothérapie. Aucune étude n'a encore déterminé si le jeûne intermittent affecte la récidive du cancer chez l'homme.

Maladies neurodégénératives

Notre compréhension actuelle des effets de la restriction calorique sur le système nerveux et les fonctions cognitives découle en grande partie des expériences effectuées sur des animaux de laboratoire. Lorsqu'on soumet des rats et des souris atteints de la maladie d'Alzheimer, de la maladie de Parkinson et de la **maladie de Huntington** à un régime de jeûne intermittent, ils ont moins de dysfonctionnements et de dégénérescences neuronaux et moins de symptômes de ces maladies par rapport à ceux qui sont nourris à volonté. Les animaux soumis à un régime de jeûne intermittent après avoir subi une crise d'épilepsie grave, un **AVC** ou des blessures au cerveau et à la moelle épinière se rétablissent également mieux que ceux qui sont nourris normalement. De nombreuses données d'études chez les animaux indiquent également que le jeûne en jour alterné peut retarder l'apparition et la progression de la maladie d'Alzheimer et de la maladie de Parkinson.

Pour ce qui concerne les études chez l'humain, une amélioration des fonctions cognitives a été observée chez des femmes en surpoids et des personnes âgées soumises à un régime de restriction calorique pendant 3 à 4 mois. Les **données épidémiologiques** suggèrent qu'un apport calorique excessif, en particulier autour de la quarantaine, augmente les risques d'accident vasculaire cérébral (AVC), de maladie d'Alzheimer et de maladie de Parkinson.

Il a été prouvé que le jeûne intermittent protège les cellules du système nerveux par l'intermédiaire de différents mécanismes déjà évoqués et connus pour être déclenchés en situation de restriction alimentaire, notamment le renforcement de la fonction mitochondriale, la stimulation de l'autophagie, la production de molécules de défense antioxydantes et de réparation de l'ADN et une diminution de l'inflammation (figure 4-5). Il n'y a que très peu de données d'essais cliniques sur les effets du jeûne chez les personnes à risque ou atteintes d'une maladie neurodégénérative. Idéalement, il faudrait soumettre ces patients à un régime de jeûne intermittent à un stade précoce de la maladie et poursuivre le régime assez longtemps pour pouvoir observer un effet sur celle-ci (par exemple, une étude sur 1 an).

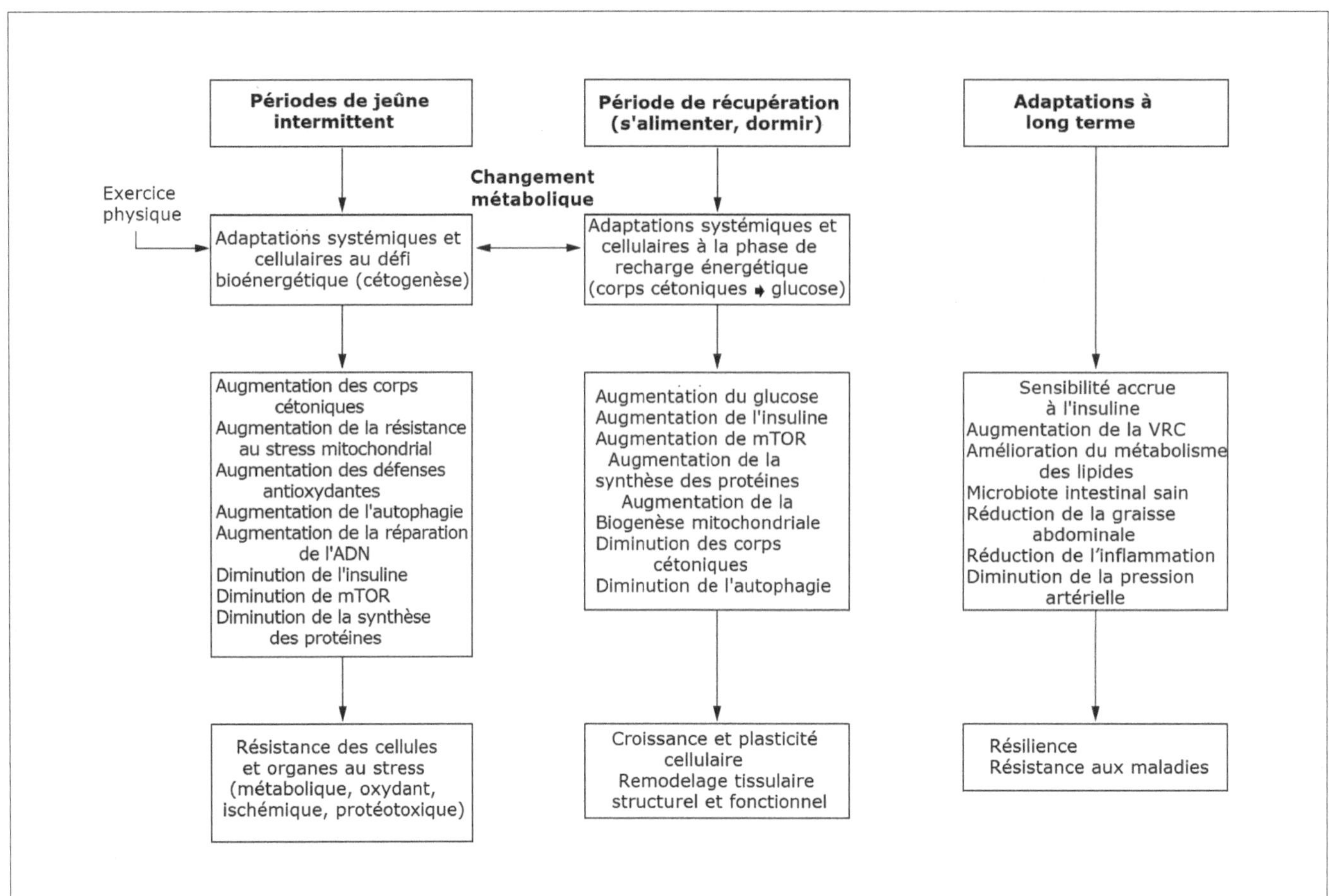

Figure 5. Mécanismes cellulaires et moléculaires à l'origine de l'amélioration du fonctionnement des organes et de la résistance au stress et aux maladies observés après l'activation du changement métabolique en situation de jeûne intermittent. Les régimes de restriction alimentaire suffisamment longs pour provoquer l'épuisement des réserves de glycogène hépatique déclenchent un basculement du métabolisme vers une utilisation des acides gras et des corps cétoniques comme principales sources d'énergie du corps. Les cellules et organes s'adaptent à ce défi bioénergétique en activant des voies de signalisation qui renforcent les fonctions mitochondriales, la résistance au stress et les défenses antioxydantes tout en augmentant l'autophagie pour éliminer les molécules endommagées et recycler leurs composants. Pendant la période de restriction alimentaire, les cellules adoptent un mode de résistance au stress en diminuant l'activité de la voie de signalisation de l'insuline et la synthèse des protéines. L'exercice physique renforce ces effets du jeûne. Pendant la phase de récupération après le jeûne (s'alimenter à nouveau et dormir), les taux de glucose augmentent, les taux de corps cétoniques diminuent et les cellules augmentent

la synthèse des protéines, et activent les processus de croissance et de réparation. Les régimes de jeûne intermittent, en particulier lorsqu'ils sont associés à la pratique régulière d'exercice physique, entraînent de nombreuses adaptations à long terme qui améliorent les performances mentales et physiques et augmentent la résistance aux maladies. VFC = Variabilité de la fréquence cardiaque.

Adapté de De Cabo, R.; Mattson, M.P. Effects of Intermittent Fasting on Health, Aging, and Disease. N. Engl. J. Med. 2019, 381, 2541–2551.

Asthme et sclérose en plaques

Il a été précédemment démontré que la perte de poids réduit les symptômes de l'asthme chez les patients obèses. Dans une étude chez l'humain, les patients asthmatiques qui ont suivi un régime de jeûne en jour alterné jusqu'au bout sans abandonner avaient un taux élevé de corps cétoniques dans leur sang les jours de jeûne et ont perdu du poids sur une période de deux mois, au cours de laquelle les symptômes de l'asthme ont été atténués. Cette réduction des symptômes était associée à une réduction significative des taux de marqueurs de l'inflammation et de stress oxydatif dans leur sang.

La sclérose en plaques est une maladie auto-immune où le système immunitaire attaque et endommage le cerveau et la moelle épinière provoquant entre autres des perturbations au niveau de la vue, des fonctions cognitives ou du contrôle des mouvements. Des expériences sur des souris atteintes de la sclérose en plaques ont montré que le jeûne en jour alterné ainsi que des cycles périodiques de 3 jours consécutifs de restriction alimentaire permettent de réduire les dommages causés par la maladie et d'améliorer le rétablissement des fonctions. Dans deux récentes études, des patients atteints de sclérose en plaques qui se sont soumis sans interruption à des régimes de jeûne intermittent ont vu leurs symptômes diminuer au cours d'une période d'à peine 2 mois.

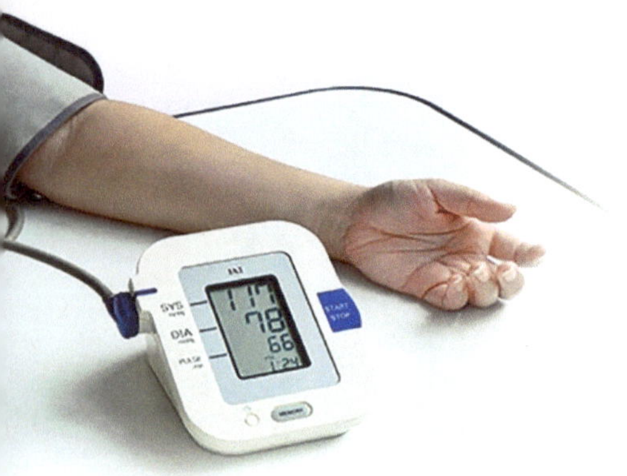

Inflammation et hypertension

Comme nous l'avons vu plus haut, le jeûne permet de réduire l'inflammation (figure 4-5). C'est donc sans surprise que différentes équipes de recherche sur les effets du jeûne ont rapporté avoir observé des effets bénéfiques du jeûne intermittent chez des patients atteints de maladies inflammatoires comme la polyarthrite rhumatoïde.

En effet, chez l'homme, les meilleures démonstrations des effets bénéfiques du jeûne à long terme (1 à 3 semaines) ont été faites chez des sujets atteints de polyarthrite rhumatoïde. Il a été démontré sans équivoque que l'inflammation et la douleur diminuent en période de jeûne chez les patients atteints de polyarthrite rhumatoïde. Des résultats qui confirmaient les effets observés lors d'expériences effectuées sur des animaux. Cependant, après la reprise d'une alimentation normale, l'inflammation réapparaît, sauf si la période de jeûne est suivie d'un régime végétarien. La combinaison de ces deux régimes peut ainsi avoir des effets bénéfiques pendant deux ans ou plus et la validité de cette approche est étayée par quatre rigoureuses études cliniques différentes. Il semble donc que le jeûne combiné à un régime végétarien et éventuellement à d'autres régimes peut avoir des effets bénéfiques prolongés chez les patients atteints de polyarthrite rhumatoïde. Ainsi, pour de nombreux patients capables et désireux de supporter un jeûne à long terme et de modifier leur alimentation de façon permanente, les cycles de jeûne pourraient compléter et peut-être même remplacer les traitements médicaux existants.

Il a également été prouvé que les régimes à l'eau uniquement et d'autres formes de jeûne à long terme ont d'importants effets bénéfiques sur l'hypertension. Un jeûne de 13 jours à l'eau uniquement a permis de réduire la tension artérielle à des valeurs normales chez 82 % de sujets atteints d'hypertension. La tension artérielle est demeurée dans les valeurs normales pendant environ 6 jours même après la reprise d'une alimentation normale. Une autre étude a également montré que 10 à 11 jours de jeûne entraînaient une baisse marquée de la tension artérielle chez des patients souffrant d'hypertension. Ces résultats, bien que prometteurs, soulignent également la nécessité de réaliser des études cliniques de plus grande envergure et de développer des stratégies de jeûne périodique aussi efficaces que les régimes de jeûne décrits ci-dessus, mais moins contraignantes, afin de les rendre applicables à davantage de patients.

Lésions chirurgicales et ischémiques

Des études sur des animaux montrent que les régimes de jeûne intermittent permettent de réduire les dommages aux tissus et d'améliorer le rétablissement des fonctions dans les cas de **lésions traumatiques** et **ischémiques** (figure 4). Le jeûne préopératoire (après une intervention chirurgicale) permet de réduire les lésions tissulaires et l'inflammation et d'améliorer les résultats des interventions chirurgicales. Les dommages provoqués par une **lésion vasculaire** induite en laboratoire ont été significativement réduits chez des animaux de laboratoire soumis à un jeûne de 3 jours avant ou après la lésion. Plusieurs études sur des animaux ont démontré que le jeûne intermittent pouvait être bénéfique dans les cas de traumatisme crânien ou de lésion de la moelle épinière. Les fonctions cognitives ont par exemple été améliorées chez des souris de laboratoire atteintes de traumatisme cérébral lorsqu'elles ont été soumises à un régime de jeûne intermittent après la lésion. Dans une étude sur des rats, un jeûne intermittent initié avant ou après une lésion de la moelle épinière a également permis de réduire les dommages aux tissus et d'améliorer le rétablissement des fonctions.

Chez l'humain, il a été démontré dans une étude que 2 semaines de restriction calorique quotidienne préopératoire permettent d'améliorer le rétablissement des patients ayant subi une **chirurgie gastrique «by-pass»**. Ces résultats laissent suggérer que soumettre des patients à un régime de jeûne intermittent avant

Lésion traumatique
blessure ou dommage physique causé par un choc, une chute ou un accident.

Lésion ischémique
dommage causé par une diminution de l'acheminement de sang à un organe en raison du blocage d'une artère, habituellement par un caillot sanguin ou un dépôt de graisse.

Lésion vasculaire ou **traumatisme vasculaire**
dommage à un vaisseau sanguin.

Accident vasculaire cérébral ou AVC
défaillance cérébrale soudaine due à l'interruption de l'apport de sang au cerveau.

Chirurgie gastrique «by-pass»
opération chirurgicale consistant à réduire le volume de l'estomac.

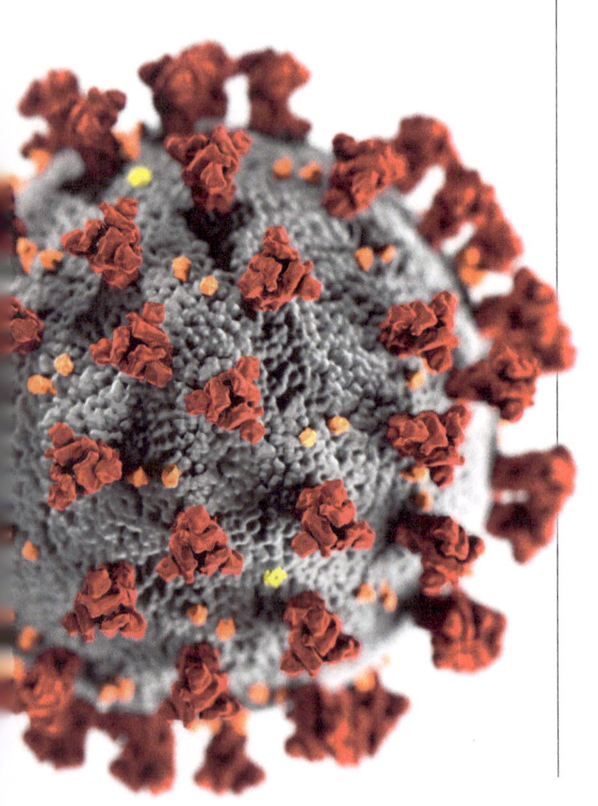

une intervention chirurgicale peut être un moyen sûr et efficace d'améliorer leur rétablissement.

De nouvelles données d'études suggèrent que le jeûne intermittent peut améliorer la performance sportive et pourrait être une approche efficace pour réduire les séquelles et la mortalité associées aux traumatismes cérébraux et aux lésions de la moelle épinière chez les athlètes. Les études chez l'animal ont révélé que le jeûne intermittent peut protéger le cerveau, le cœur, le foie, et les reins contre les lésions ischémiques. Toutefois, les bienfaits thérapeutiques potentiels du jeûne intermittent chez les patients ayant subi un AVC ou un **infarctus du myocarde** restent à vérifier.

COVID-19

Étant donné que les symptômes de la COVID-19 sont plus graves chez les personnes atteintes de maladies préexistantes et dont le système immunitaire est déficient, l'une des mesures préventives possibles est de renforcer le système immunitaire. Le jeûne périodique ou intermittent pourrait ainsi être une approche efficace pour aider à prévenir la COVID-19, car cette stratégie de restriction alimentaire peut directement (en activant la réponse immunitaire) ou indirectement (en induisant l'autophagie) stimuler le système de surveillance corporelle et renforcer l'immunité pour préparer le corps à faire face au stress auquel il pourrait être confronté.

Il n'existe actuellement aucune donnée expérimentale sur les effets du jeûne chez les sujets atteints de COVID-19, même si l'on peut entrevoir les bienfaits potentiels pour la maladie en considérant les différents effets du jeûne sur le système de défense du corps évoqués plus haut. Ainsi, bien que les bienfaits du jeûne pour la santé soient prouvés par de nombreuses données expérimentales, des études détaillées sur des modèles expérimentaux appropriés seront nécessaires pour confirmer les éventuels effets bénéfiques du jeûne dans les cas de COVID-19.

Conclusion

Leptine
hormone qui régule les réserves de graisse dans l'organisme.

Innocuité
qualité de ce qui n'est pas nuisible pour la santé.

Plusieurs études cliniques ont montré que le jeûne présente de nombreux bienfaits pour divers problèmes de santé, tels que l'obésité, le diabète sucré, les maladies cardiovasculaires, les cancers et les troubles neurologiques. Les données d'études sur les animaux montrent que le jeûne intermittent améliore la santé tout au long de la vie. Il a ainsi été démontré dans différentes études chez les animaux que le jeûne a des effets bénéfiques sur la sensibilité à l'insuline, l'inflammation, la pression artérielle ainsi que les taux de graisse corporelle, d'IGF-I, d'insuline, de **leptine**, de glucose et de lipides (figure 4-5). Les régimes de jeûne peuvent améliorer les symptômes et le rétablissement des fonctions dans les cas d'infarctus du myocarde, de diabète, d'AVC, de maladie d'Alzheimer et de maladie de Parkinson.

Toutefois, la plupart des études cliniques sur le sujet utilisaient principalement des régimes de jeûne à relativement court terme, qui duraient seulement quelques mois. Il restera donc à vérifier si les personnes soumises à un régime de jeûne peuvent le maintenir pendant des années et potentiellement accumuler les bienfaits observés chez les animaux. En outre, les études cliniques s'étant principalement penchées sur les jeunes adultes en surpoids et les adultes d'âge moyen, il n'est pas possible de généraliser à d'autres groupes d'âge les bienfaits et l'**innocuité** du jeûne observés dans ces études.

Bien que les mécanismes exacts ne soient pas encore entièrement compris, on sait que les effets bénéfiques du jeûne intermittent se manifestent par l'intermédiaire d'un changement métabolique et par le déclenchement de réponses cellulaires d'adaptation au stress, qui se traduisent par une plus grande capacité à faire face à un stress plus sévère et à résister aux maladies. De plus, par ses effets « anti-cancer » comme la protection des cellules contre les dommages à l'ADN et la suppression de la croissance cellulaire, le jeûne pourrait retarder ou empêcher la formation et la croissance des tumeurs cancéreuses.

Il a cependant été constaté dans le cadre des différentes études chez l'humain que certaines personnes ne peuvent pas ou ne veulent pas suivre fidèlement un régime de jeûne et abandonnent souvent avant la fin. En effet, les résultats de certains essais cliniques sur le jeûne intermittent chez des sujets humains indiquent qu'il existe une période de transition critique de 3 à 6 semaines pendant laquelle le cerveau et le corps s'adaptent au nouveau mode d'alimentation et où l'humeur du jeûneur s'améliore progressivement. En parvenant à mieux comprendre les processus qui lient le jeûne intermittent aux nombreux bienfaits pour la santé, nous pourrions être en mesure de développer des thérapies pharmacologiques ciblées qui imitent les effets du jeûne intermittent sans qu'il soit nécessaire de modifier considérablement les habitudes alimentaires. Une meilleure compréhension des mécanismes moléculaires par lesquels le jeûne affecte divers types de cellules et organes devrait également conduire au développement de nouvelles stratégies **prophylactiques** et thérapeutiques pour un large éventail de maladies.

Les études portant sur les mécanismes du jeûne intermittent et de la restriction calorique chez les animaux ont mené au développement et à l'essai de thérapies pharmacologiques ciblées qui imitent les bienfaits du jeûne sur la santé et la maladie. Cependant, les premières données provenant de ces études laissent suggérer que l'innocuité et l'efficacité de ces approches pharmacologiques pourraient être inférieures à celles du jeûne intermittent.

Sur la base des nombreuses données expérimentales et des résultats des différentes études chez les animaux et chez l'humain décrites ci-haut, on peut conclure qu'il est possible d'optimiser sa santé et de réduire son risque de développer de nombreuses maladies en intégrant des périodes de jeûne à son mode de vie pendant sa vie adulte. Outre le jeûne intermittent ou périodique, d'autres habitudes de vie saine telles que la pratique régulière d'activité physique et une alimentation équilibrée sont également fortement recommandées pour aider à améliorer l'immunité et maintenir une bonne santé.

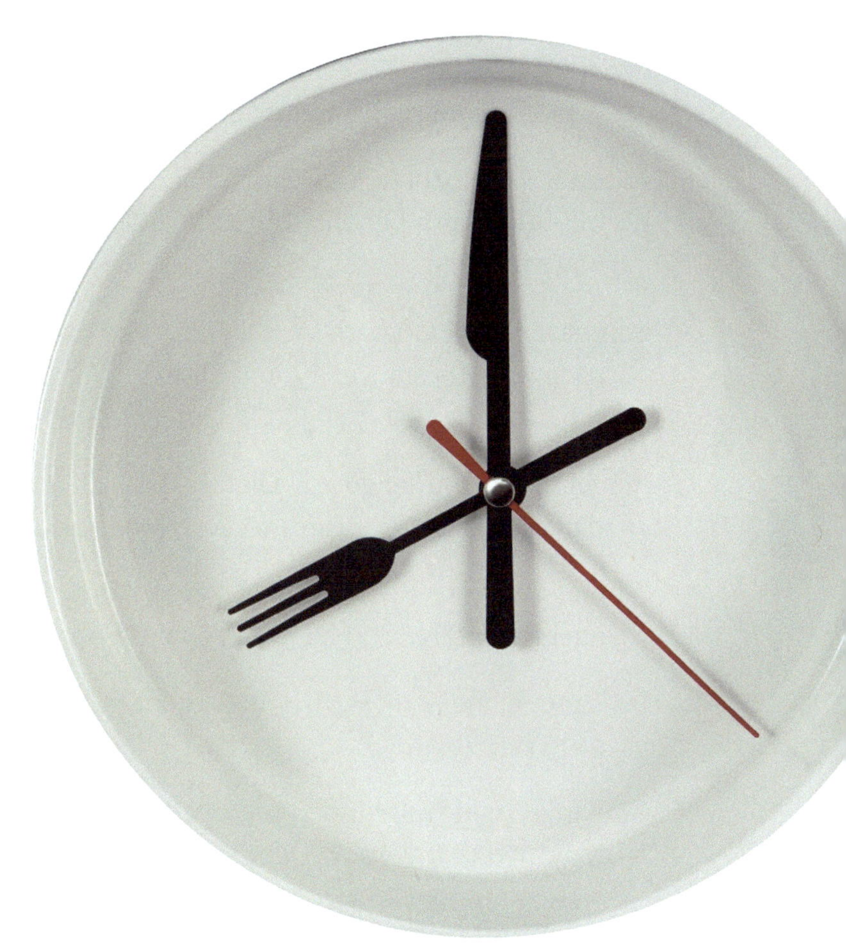

LES RÉGIMES DE JEÛNE PEUVENT AMÉLIORER LES SYMPTÔMES ET LE RÉTABLISSEMENT DES FONCTIONS DANS LES CAS D'INFARCTUS DU MYOCARDE, DE DIABÈTE, D'AVC, DE MALADIE D'ALZHEIMER ET DE MALADIE DE PARKINSON.

References

Acosta J. C., Banito A., Wuestefeld T., et al. A complex secretory program orchestrated by the inflammasome controls paracrine senescence. *Nat Cell Biol*, 2013 Aug;15(8):978-90. DOI: 10.1038/ncb2784.

Anton S. D., Moehl K., Donahoo W. T., et al. Flipping the Metabolic Switch: Understanding and Applying the Health Benefits of Fasting. *Obesity (Silver Spring)*, 2018 Feb;26(2):254-268. DOI: 10.1002/oby.22065.

Borghesan M., Hoogaars W. M. H., Varela-Eirin M., et al. A Senescence-Centric View of Aging: Implications for Longevity and Disease. *Trends Cell Biol.* 2020 Oct;30(10):777-791. DOI: 10.1016/j.tcb.2020.07.002.

Brandhorst S. and Longo V. D. Dietary Restrictions and Nutrition in the Prevention and Treatment of Cardiovascular Disease. *Circ Res*, 2019 Mar 15;124(6):952-965. DOI: 10.1161/CIRCRESAHA.118.313352.

Campisi J., Pankaj K., Gordon J. L., et al. From discoveries in ageing research to therapeutics for healthy ageing. *Nature*, 2019 Jul;571(7764):183-192. DOI: 10.1038/s41586-019-1365-2.

De Cabo R. and Mark P. M. Effects of Intermittent Fasting on Health, Aging, and Disease. *N Engl J Med.* 2019 Dec 26;381(26):2541-2551. DOI: 10.1056/NEJMra1905136.

Graham P. Aging as an inflammatory disease and possible reversal strategies. *Allergy Clin Immunol*, 2020 May;145(5):1355-1356. DOI: 10.1016/j.jaci.2020.02.022.

Grégory Ségala. Télomérase et télomères : l'immortalité réplicative. https://www.futura-sciences.com/sante/dossiers/medecine-cancer-mecanismes-biologiques-1453/page/11/

Iranon N. N., Jochim B. E. and Miller D. L. Fasting prevents hypoxia-induced defects of proteostasis in C. elegans. *PLoS Genet*, 2019 Jun 27;15(6):e1008242. DOI: 10.1371/journal.pgen.1008242.

Liguori I., Russo G., Curcio F., et al. Oxidative stress, aging, and diseases. *Clin Interv Aging*, 2018 Apr 26;13:757-772. DOI: 10.2147/CIA.S158513.

Longo V. D. and Mattson M. P. Fasting: Molecular Mechanisms and Clinical Applications. *Cell Metabolism*, vol.19, issue.2, pp.181-192, 2014. DOI: 10.1016/j.cmet.2013.12.008

Oliveira B. F., Nogueira-Machado J. A. and Chaves M. M. The role of oxidative stress in the aging process. *ScientificWorldJournal*, 2010 Jun 15;10:1121-8. DOI: 10.1100/tsw.2010.94.

Papadopoli D., Boulay K., Kazak L., et al. (2019). mTOR as a central regulator of lifespan and aging. *F1000Res* ,2019; 8: F1000 Faculty Rev-998. DOI: 10.12688/f1000research.17196.1

Patterson R. E. and Sears D. D. Metabolic Effects of Intermittent Fasting. *Annual Review of Nutrition*, 2017 Aug 21;37:371-393. DOI: 10.1146/annurev-nutr-071816-064634.

Samidurai A., Kukreja R., Das A. Emerging role of mTOR signaling-related miRNAs in cardiovascular diseases. *Oxidative Medicine and Cellular Longevity*, 2018 Aug 23;2018:6141902. DOI: 10.1155/2018/6141902.

Santra M., Dill K. A., and De Graff A. M. R. Proteostasis collapse is a driver of cell aging and death. *Proc Natl Acad Sci U S A*, 2019 Oct 29;116(44):22173-22178. DOI: 10.1073/pnas.1906592116.

Sutton E. F., Bey R., Early K. S., et al. Early Time-Restricted Feeding Improves Insulin Sensitivity, Blood Pressure, and Oxidative Stress Even without Weight Loss in Men with Prediabetes. *Cell Metabolism*, 2018 Jun 5;27(6):1212-1221.e3. DOI: 10.1016/j.cmet.2018.04.010.

The Liver & Blood Sugar ». Diabetes Education Online. Diabetes Teaching Center at the University of California, San Francisco. https://dtc.ucsf.edu/types-of-diabetes/type1/understanding-type-1-diabetes/how-the-body-processes-sugar/the-liver-blood-sugar/

Vitale G., Pellegrino G., Vollery M., et al. ROLE of IGF-1 System in the Modulation of Longevity: Controversies and New Insights From a Centenarians' Perspective. *Front Endocrinol (Lausanne)*, 2019 Feb 1;10:27. DOI: 10.3389/fendo.2019.00027.

Weichhart T. mTOR as a regulator of lifespan, aging, and cellular senescence. *Gerontology*, 2018;64:127-134. DOI: 10.1159/000484629.

Hannan A., Rahman A., Rahman S., et al. Intermittent fasting, a possible priming tool for host defense against SARS-CoV-2 infection: Crosstalk among calorie restriction, autophagy and immune response. *Immunol Lett*. 2020 Oct; 226: 38–45. DOI: 10.1016/j.imlet.2020.07.001

https://www.tatler.com/article/boris-johnson-prime-minister-fasting-diet

https://www.cdc.gov/coronavirus/2019-ncov/need-extra-precautions/people-with-medical-conditions.html

NOTES